Dr. med. Derek S. Lipman

Schnarchen – die Säge an der Liebe

Dr. med. Derek S. Lipman

Schnarchen – die Säge an der Liebe

Das medizinische Selbsthilfeprogramm

Aus dem Amerikanischen übersetzt
von Dr. Hanna Neves

Ariston Verlag · Genf/München

Die Deutsche Bibliothek – CIP-Einheitsaufnahme

LIPMAN, DEREK S.:
Schnarchen : die Säge an der Liebe ; das medizinische
Selbsthilfeprogramm / Derek S. Lipman.
Aus dem Amerikan. übers. von Hanna Neves. – 2. Aufl. : –
Genf ; München ; Ariston Verlag, 1992
Einheitssacht. : Stop your husband from snoring <dt.>
ISBN 3-7205-1651-2

Die amerikanische Originalausgabe erschien
unter dem Titel »Stop your husband from snoring«
1990 bei Rodale Press, Emmaus, Pennsylvania

Gestaltung des Schutzumschlags:
Atelier Höpfner-Thoma, GraphicDesign BDG, München
Umschlagphoto: Bavaria Bildagentur, Gauting/München
Satz: RSM, Reutte/Tirol
Gesamtherstellung: Wiener Verlag, Himberg bei Wien

Erstauflage: September 1991
Zweite Auflage: Juni 1992
Printed in Austria 1992

ISBN 3-7205-1651-2

Inhalt

Wie Sie Ihrem Partner das Schnarchen austreiben:

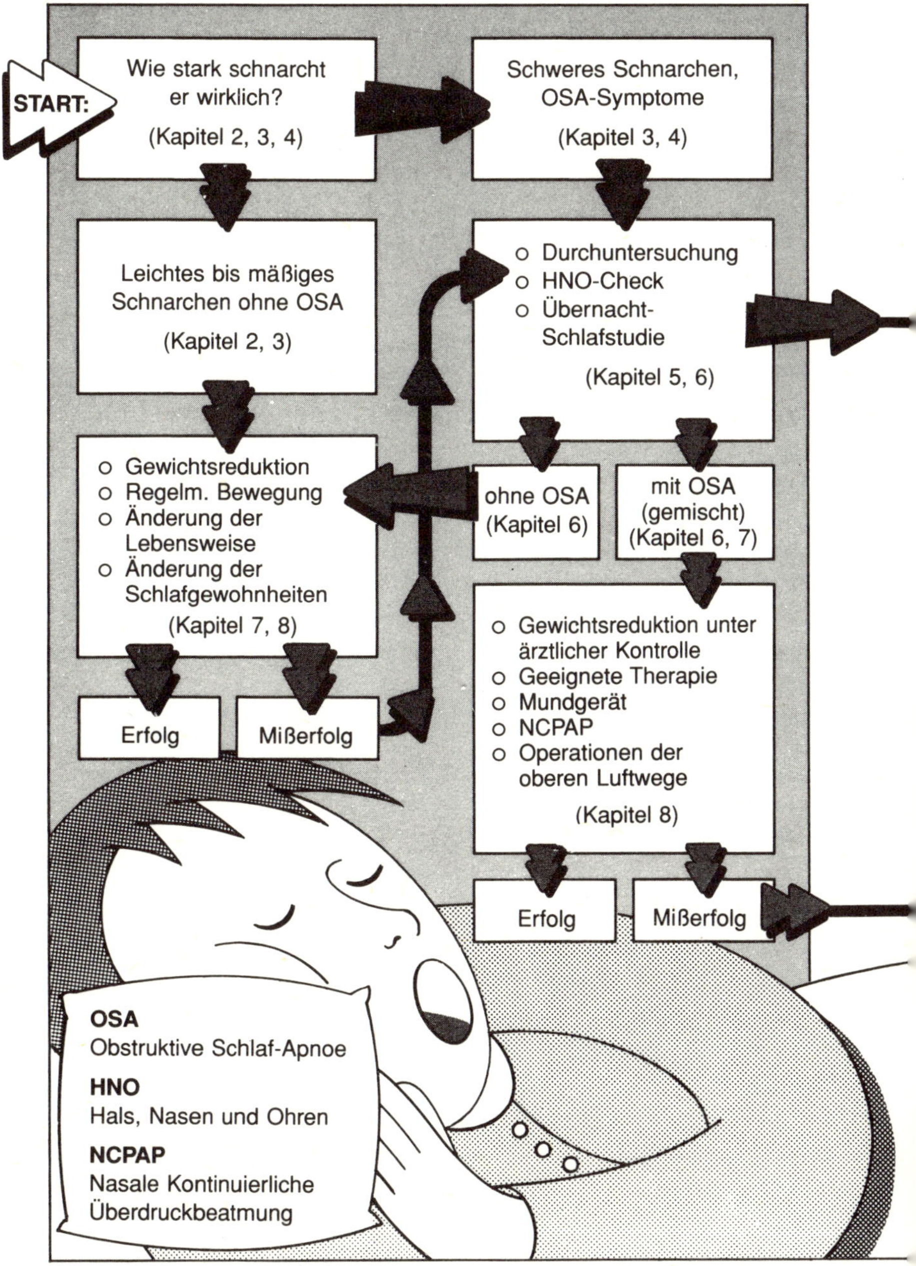

Hier finden Sie einen graphischen Überblick über die Schnarchstadien und ihre Wirkungen auf den Körper sowie jene Möglichkeiten,

Ein diagnostisches Suchschema

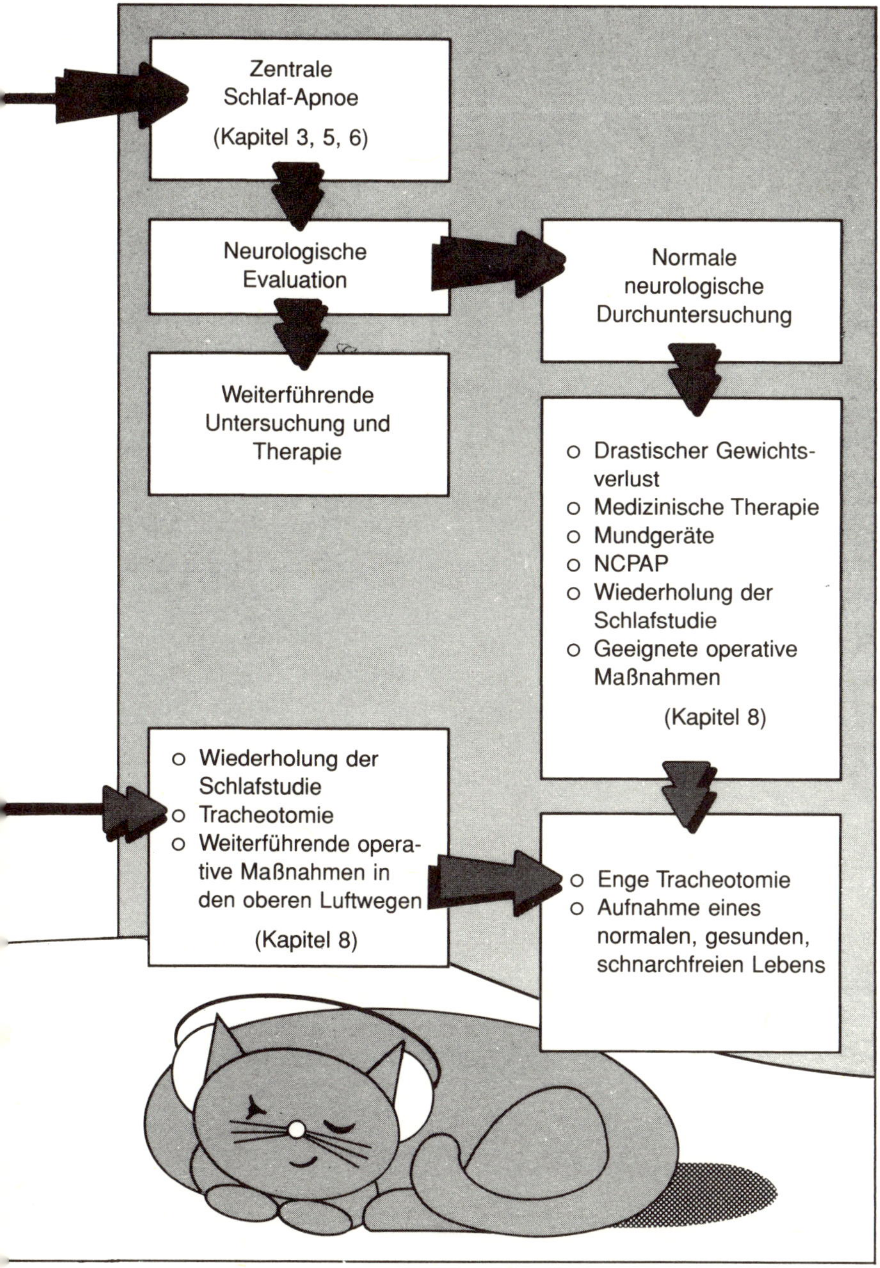

die dieses Buch Ihnen aufzeigt, damit Sie wieder in den Genuß von ruhigen Nächten kommen

Vorwort

In den fünfzehn Jahren meiner Praxis als Hals-, Nasen- und Ohren-Facharzt kamen unzählige Patient(inn)en mit ihren Partner(inne)n zu mir und erkundigten sich nach Heilmethoden gegen das Schnarchen. Verlegen beschrieben sie – oft in den anschaulichsten Vergleichen –, wie ihre Beziehung aufgrund des Schnarchens gelitten hatte. Viele der Betroffenen sprachen von Behinderung beim Atmen, von nächtlichen Erstickungsgefühlen und Müdigkeit den ganzen nächsten Tag über und nannten damit, ohne sich der medizinischen Bedeutung bewußt zu sein, ein weitverbreitetes Leiden beim Namen: die *obstruktive Schlaf-Apnoe.*

Bis vor etwa zehn Jahren gab es dagegen kaum ein Mittel – außer dem Partner die Verwendung von Ohropax zu empfehlen. Für mich als Arzt war es ebenso frustrierend, einen Patienten wieder fortzuschicken, wie für diesen, unverrichteter Dinge seines Weges ziehen zu müssen.

Etwa um diese Zeit tauchten in der medizinischen Literatur die ersten Berichte über neue Entwicklungen in Diagnose und Therapie des Schnarchens und verwandter, schlafabhängiger Atemstörungen auf. Mich interessierte dieses neue Gebiet, ich fing an, einschlägige Vorlesungen und Symposien zu besuchen, mich in Schlafstörungszentren umzusehen und die neuen Techniken von ihren Pionieren zu erlernen. Dabei fand ich auch köstliche Artikel zu diesem Thema aus der Zeit um die Jahrhundertwende, in denen Ratsuchende den Briefkastentanten populärer Zeitschriften Anekdoten von Schnarchen und Schnarchern anvertrauten. Im vergilbten Exemplar eines *Ladies' Home Journal* aus dem Jahr 1926 stieß ich beispielsweise auf folgende flehentliche Bitte:

Die Fachleute sind uns bisher eine klare und eindeutige

Stellungnahme zur Schnarchproblematik schuldig geblieben. Aber eines ist sicher: Eine ganz einfache Antwort gibt es nicht. Wenn Sie die Lösung haben, schreiben Sie ein Buch. Der Erfolg ist Ihnen gewiß. Denn immer noch wartet die Welt ... und schnarcht weiter.

Hier ist also mein Buch.

»Schnarchen – die Säge an der Liebe« ist nicht als medizinisches Fachbuch oder Kompendium gedacht, auch nicht als umfassender Überblick über sämtliche Schlafstörungen. Ich möchte damit vielmehr alle geplagten Schnarcher und ihre ebenso geplagten Partner informieren, ein wenig aufmuntern – und vor allem dazu ermutigen, sich mit ihrem Problem nicht einfach abzufinden. Ich hoffe, daß die Informationen in diesem Buch doch einer großen Anzahl unter den Millionen von Schnarchern Hilfe und Heilung bringen – und deren Partner aus dem Gästezimmer wieder zurück ins gemeinsame Schlafzimmer.

1
Schnarcht denn jemand hier im Haus?

Schlaf.

Die Dichter preisen ihn als höchstes Symbol von Ruhe und Stille. Henry Wadsworth Longfellow schwärmte von der »Ruhe der Nacht«, William Shakespeare nannte den Schlaf »die sanfte Amme der Natur« und ließ seinen Hamlet grübeln:

»... schlafen –
Nichts weiter! – und zu wissen, daß ein Schlaf
Das Herzweh und die tausend Stöße endet,
Die unsers Fleisches Erbteil ...
Schlafen! Vielleicht auch träumen ...«

Johann Wolfgang Goethe pries in seinem »Nachtgesang« die Einzigartigkeit des Schlafes mit den Worten:

»Schlafe! Was willst du mehr?«

Matthias Claudius betete:

»Und laß uns ruhig schlafen!«

Und John Keats jubelte:

»O Zaubrer Schlaf! O sanfter Vogel du,
Der über meiner Seele aufgewühlter Flut
Schwebt, bis getröstet sie zur Ruhe kommt.«

Aber die wenigsten von uns sind Dichter, und für viele ist Schlaf oft von »Zauber« und von »Trost« und »Ruhe« weit entfernt – wie wir beispielsweise dem Brief einer verzweifelten Ehefrau an die Zeitschriftenkolumnistin Abigail Van Buren entnehmen:

»Liebe Abby!
Ich ließ nichts unversucht, um meinem Mann das Schnarchen abzugewöhnen. Nachdem ich nun seit siebenundzwanzig Jahren mit ihm verheiratet bin, fürchte ich, daß mir nichts anderes übrigbleibt, als ihn umzubringen, was in unserem Staate aber ungesetzlich ist.«

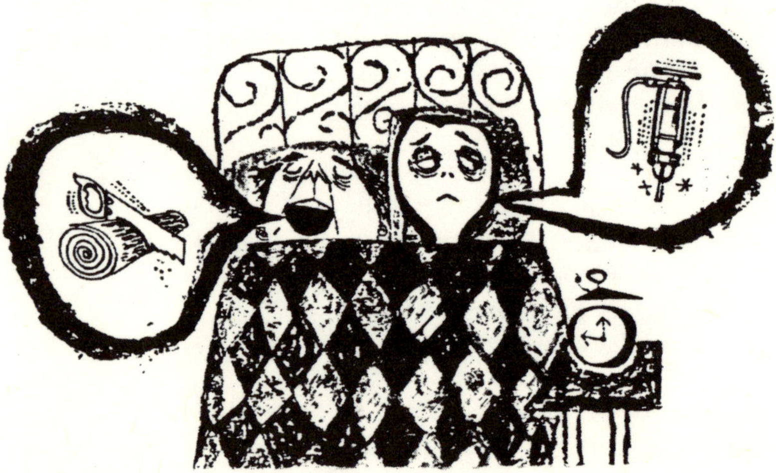

Vielleicht »sägt« er ja nur, aber ihr kommt es eher wie ein Preßlufthammer vor.

Das Schnarchen ist so alt wie die Menschheit selbst. Man kann sich unsere prähistorischen Ahnen leicht vorstellen, wie sie in ihren Höhlen im flackernden Schein des Feuers schnarchten und sägten. Es gibt übrigens eine Theorie, derzufolge der moderne Schnarcher nur seinem primitiven Instinkt folgt, durch laute Geräusche die schlafenden weiblichen Mitglieder seines »Rudels« vor nächtlichen Gefahren zu bewahren. Viele Männer berufen sich auf diese Behauptung als Beweis für ihre männliche Opferbereitschaft und sagen: »Schau, Schatz, ich beschütze dich ja nur vor dem zottigen Mammut.« Aber die wenigsten Frauen nehmen es ihnen ab!

Mehr als vierzig Millionen US-Amerikaner schnarchen. Auch in Europa schnarcht jeder Fünfte. Viele nur gelegentlich und ohne daß ihr Partner sich dabei besonders beeinträchtigt fühlte. Aber für zahllose Ehefrauen ist die nächtliche Geräuschkulisse ein nie endendes Martyrium. Das war es wohl, was dem berühmten Schriftsteller und Literaturkritiker ANTHONY BURGESS vorschwebte, als er schrieb: »Lache, und die Welt lacht mit dir; schnarche, und du schläfst allein.«

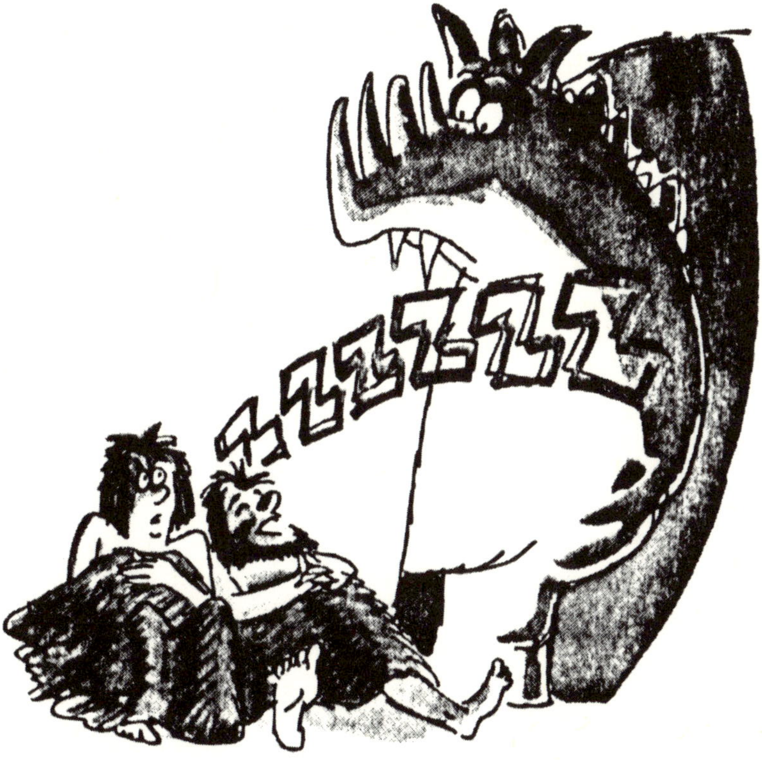

Dem Schnarcher macht der Lärm nichts aus

Wer schnarcht, hat zum Schaden auch noch den Spott zu ertragen. Er gilt als Störenfried, als Witzfigur – ja als eine Art von Mißgeburt, Lieblingsobjekt von Scherzbolden und von Karikaturisten. MARK TWAIN widmete ihm einen ganzen Essay, in dem er sich vor allem darüber wunderte, daß der Schnarcher so tief schläft, während rund um ihn sich alle die Ohren verstopfen müssen. »Es ist unmöglich zu verstehen«, stöhnte er, »daß ein Schnarcher sich nicht selbst schnarchen hört.« Und später sagte Mark Twains unsterblicher Huckleberry Finn bewundernd über seinen Vater: »Papa kann schlafen wie ein Stein, aber, Gott schütze ihn, mit seinem Schnarchen hebt er glatt Möbel in die Luft!«

Nicht einmal beim Militär, wo doch alles Eindruck macht, was als männlich gilt, wird lautes Schnarchen beneidet oder bewundert. Der berühmte römische Staatsmann MARCUS PORCIUS CATO fällte über einen seiner Generäle das vernichtende Urteil: »Sein Schnarchen ist lauter als sein Schlachtruf.«

Man könnte übrigens sagen, daß Amerika als indirekte Folge des Schnarchens besiedelt wurde. JOHN SMITH, der junge englische Anführer eines hundertfünfzigköpfigen Kavallerietrupps, der mithelfen sollte, die Türken aus Ungarn zu vertreiben, fand seinen Weg zu dem Indianermädchen POCAHONTAS und in die amerikanische Geschichte, weil ein Wachposten einschlief und dabei laut schnarchte.

Angelockt vom Lärm des außerordentlichen Sägens dieses Wachpostens, entdeckte eine vorbeiziehende Tatarenhorde Smiths schlafendes Lager und griff umgehend an. In dem darauffolgenden Massaker wurde Smith gefangengenommen und als Sklave nach Konstantinopel verkauft. Er konnte fliehen, durchquerte zu Fuß ganz Europa und kam schließlich heim nach England. Auf seiner langen Wanderung hatte er aber so viel über die Neue Welt gehört, daß er sofort eine Expedition nach Virginia organisierte. Sein

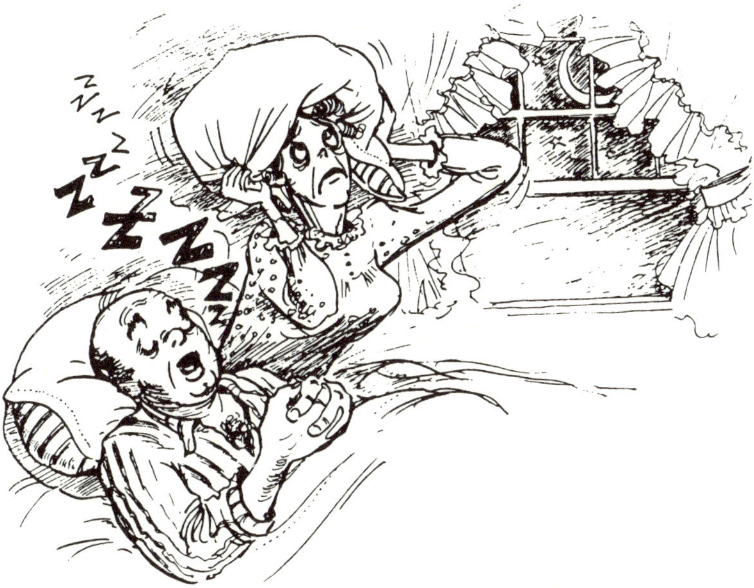

guter Stern führte ihn zu Pocahontas, der indianischen Häuptlingstochter, die ihn davor bewahrte, geköpft zu werden. Der Rest ist, wie man so sagt, Geschichte …

Der berühmteste Schnarcher, der je die Uniform der Vereinigten Staaten trug, dürfte Tony Rodriguez, während des Zweiten Weltkrieges als Militärpolizist in London stationiert, gewesen sein. Ein entnervter Kasernenkamerad, der offenbar manch schlaflose Nacht durchlitt, beschrieb schließlich Tonys virtuose Darbietung in Form einer dramatischen symphonischen Dichtung:

Der erste Satz ist eine Pastorale. Kurz nach Beginn […] nehmen Bratschen und Kontrabässe eine energische Melodie auf.

Im zweiten Satz hören wir ein sehr realistisches Kriegsgetümmel. Kampfflugzeuge steigen in kreischenden Spiralen auf und stellen sich einem Geschwader schwerer Bomber. In dieser Schlacht der Lüfte wird aus allen Rohren gefeuert, und die Bomber entledigen sich gewaltiger Teppiche hochexplosiver Bomben.

Tony legt sich auf die andere Seite, und damit beginnt der dritte Satz, noch aufwühlender als der zweite. Ein Mann ertrinkt gerade in einem schweren Sturm auf hoher See. Wir hören das Brechen berghoher Wellen, die Schreie des Verzweifelten, das jämmerliche Heulen einer Pfeifboje, dazu zorniges Donnergrollen. Dann kommt das unerträgliche Tosen des gesamten Schlagwerks. Tony wird von einem Schuh getroffen.

Die Symphonie ist zu Ende.

Um die Kampfmoral der ganze Kompanie zu retten, ließ Tonys Kommandant ihm schließlich eine eigene Hütte bauen, in der er seine musikalische Ausdruckskraft von da an ungestört entwickeln konnte.

Das Schnarchen kennt weder gesellschaftliche noch wirtschaftliche Schranken. Eine ganze Reihe amerikanischer Präsidenten soll zu den bekanntesten Vertretern dieser Disziplin gehört haben: GEORGE WASHINGTON, JOHN und JOHN QUINCY ADAMS, ABRAHAM LINCOLN, WILLIAM HOWARD TAFT und FRANKLIN DELANO ROOSEVELT. Der berühmte englische Herzensbrecher BEAU BRUMMEL gab gewaltige Schlafgeräusche von sich – was seinem Ruf hoffentlich nicht abträglich ist –, und auch WINSTON CHURCHILL und BENITO MUSSOLINI gehörten zu dem Clan der Säger.

Duell der Dezibel

Unter den wirklich bedeutenden Schnarchern gab es welche, die aus ihrem Gebrechen sogar noch Kapital schlagen konnten. DAVID BISHOP, angeblich der größte Schnarcher des US-Bundesstaates Arizona, wurde vom Texaner STEVE HAWKINS zu einem Wettschnarchen herausgefordert. Es ging um einen Einsatz von 10 000 Dollar. Die beiden Männer bezogen nebeneinanderliegende Hotelzimmer in einer kleinen Stadt, und draußen vor der Tür nahm die Jury, bestehend aus Leichenbestatter und Friedensrichter, ihren Platz ein in Erwartung des heraufziehenden Donners. Der erste Durchgang endete mit einem Unentschieden. Bevor die zweite Runde eingeläutet werden konnte, stellte sich der Jury ein alter, weißhaariger, schäbig gekleideter Mann mit einem starken deutschen Akzent vor, den man in der Stadt noch nie zuvor gesehen hatte: Es handelte sich um AUGUST VON DÜSENBERG, den berühmten Gelehrten und Erfinder des Phonometers, eines wissenschaftlichen Lärmmeßgeräts. Er erbot sich, zwecks eindeutiger Feststellung des Siegers sein Instrument zur Verfügung zu stellen, und das Kampfgericht nahm dankbar an.

Als dann am Abend das Geschnarche begann, setzte Professor Düsenberg mit Knopfdruck den Apparat in Gang. Fasziniert beobachteten die Herren, wie ein Gebell von Schnarch-Stakkatos den Anzeiger immer näher an das Limit trieb. Plötzlich ein gewaltiges Aufschnarchen, und irgend etwas rastete in dem Instrument aus. Der Anzeiger schoß auf Null zurück und rührte sich nicht mehr.

Und hier endet die Geschichte. Das Geschnarche von Bishop und Hawkins hatte dem Phonometer den Garaus gemacht! So konnte kein Sieger gekürt werden, noch erfand man jemals einen leistungsfähigeren Phonometer.

Dem *»Guinness-Buch der Rekorde«* zufolge ist MELVIN SWITZER der führende Schnarcher der Welt. Bei einem Wettschnarchen in den frühen Morgenstunden des 28. Juni 1984 in Hever Castle, England, distanzierte er seine Konkurrenten eindeutig, wie mit den von der örtlichen Gesellschaft zur Lärmbekämpfung zur Verfügung gestellten Instrumenten festgestellt werden konnte. Souverän belegte er den ersten Platz mit einer Lautstärke von 87,5 Dezibel – was etwa einem in unmittelbarer Nähe losdonnernden Motorrad entspricht (Switzers Frau ist übrigens auf einem Ohr taub).

Sie träumen nicht – es ist wirklich laut!

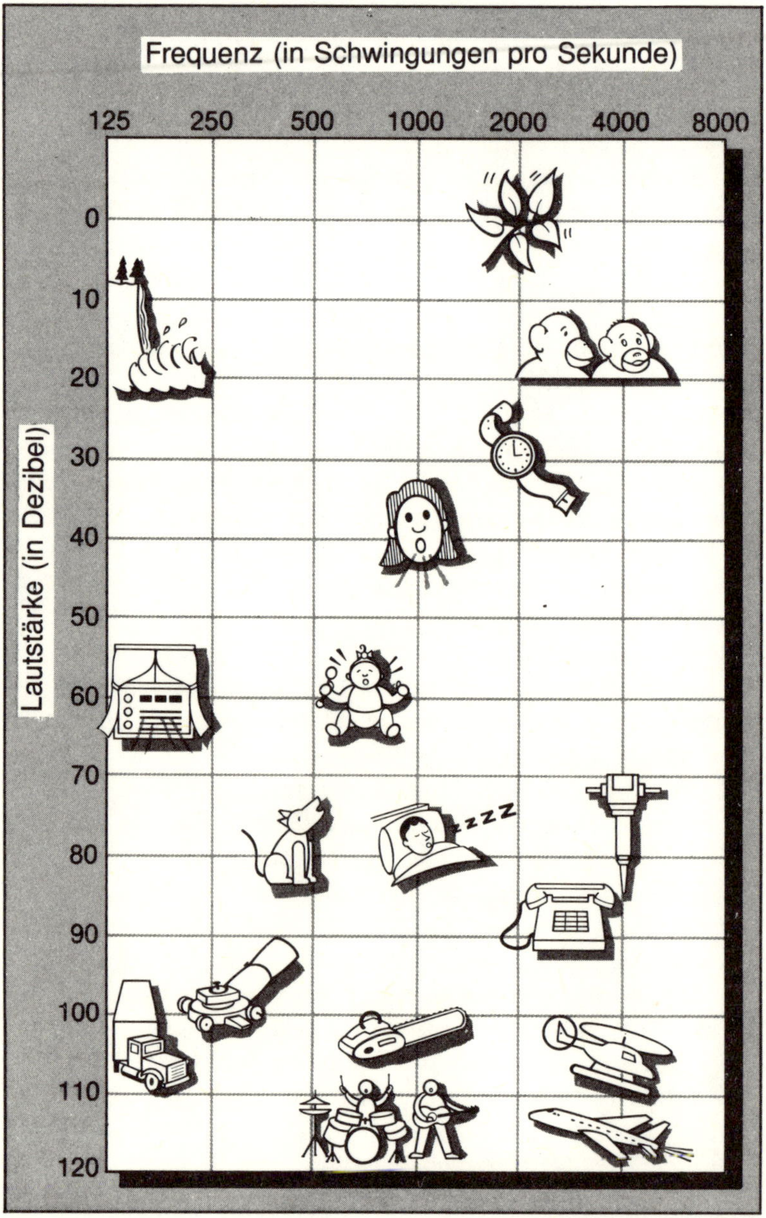

Stille Nacht

»Es zerreißt die Stille der Nacht wie ein Fernlaster, der sich schwer beladen einen Berg hinaufquält. Es erschüttert das Zentralnervensystem wie ein Preßlufthammer, es heult und wimmert wie eine Kettensäge im tiefen Wald. Dazwischen unregelmäßige, arrhythmische Böller – wie triumphierende Trompetenstöße des Wasserbüffels.«

Marcia Cohen, *Ladies' Home Journal,* Oktober 1976

Kein Wunder, daß das Schnarchen aus Zimmernachbarn erbitterte Feinde macht, die aufkeimende Liebe manches jungen Paares jäh zerstört, die Flitterwochen zahlloser Jungvermählter zu einem Alptraum werden läßt. Erst wenn die Ehefalle zugeschnappt ist, lernen die Gattinnen ihre männliche Ehehälfte meist von ihrer geräuschbetonten Seite kennen und berichten dann oft recht ausdrucksvoll über ihre nächtlichen Erlebnisse in leidenden, verzweifelten, bitteren, resignierten oder sehnsüchtigen Worten. Das folgende Schreiben an die Kolumnistin Abigail Van Buren steht für viele Briefe von erschöpften Ehefrauen und legt die Vermutung nahe, daß Schnarchen unmittelbar nach der Untreue eine der Hauptursachen für unglückliche Ehen ist.

Liebe Abby,
heute wachte ich um drei Uhr früh auf und fragte mich, wer wohl unseren Rasen mäht. Ein anderes Mal träumte ich, daß ein Schleppdampfer in unserem Schlafzimmer steckengeblieben war und verzweifelt um Hilfe tutete. Und so geht das seit fünfzehn Jahren, Abby. Ich kann mich nicht mehr erinnern, wann ich zum letztenmal eine ruhige Nacht verbracht habe. Wenn ich in einem anderen Zimmer schlafen möchte, dann sagt mein Mann, er habe

nicht deshalb geheiratet, um allein schlafen zu müssen. Ich habe ihn angefleht, zu einem Arzt zu gehen oder wenigstens verschiedene Hausmittel, von denen ich gehört habe, zu versuchen – aber er will nicht. Er sagt, daß ich *schnarche. Können Sie mir helfen?*

In Verzweiflung, Ihre Mary.

Der Brief löste ein gewaltiges Echo aus: Über 150 000 Antworten wurden eingesandt. Manche Leser offerierten Mitgefühl, andere guten Rat. Mehr als neunzig Prozent der schreibenden Ehefrauen gaben an, sie seien in ein anderes Schlafzimmer übersiedelt, sobald sich die Möglichkeit dazu geboten hätte. Vor die Wahl gestellt, hellwach in der Finsternis auszuharren, während die Wände rund um sie zitterten, oder lieber allein im Gästezimmer zu schlafen, zogen die meisten die nächtliche Auswanderung bei weitem vor. Ihre Ehen, einst der Stoff, aus dem die Träume sind, hatten sich in Alpträume verwandelt.

Das große internationale Schnarchdämpfer-ABC

Nicht einmal im Alpenraum hält man Schnarchen für *»The Sound of Music«*. Auf Reisen muß man sich daher zu helfen wissen. Blicken Sie einfach Signora oder Madame fest ins Auge und verlangen Sie: »Stellen Sie Ihrem Herrn Gemahl doch das Schnarchen ab!«

Damit man Sie aber auch versteht, üben Sie jeweils folgenden Satz, den Sie in keinem Sprachführer finden:

In London: Stop your husband from snoring!
In Rom: Impedisci a suo marito di russare!
In Paris: Empêcher votre mari de ronfler!
In Madrid: No dejes que tu marido ronque!
In Kopenhagen: Stop din mands snorken!
In Budapest: Hogyan érjük el, hogy férjünk ne horkoljon!
In Lusaka/Sambia: Lesha minkonono ya mulume woobe!

Der Jammer mit George

Der vielleicht berühmteste schriftliche Notruf aus ehelicher Schnarchnot wurde nicht von einer Frau, sondern von einem Mann verfaßt. Im April 1915 schrieb GEORGE LITTLE aus Pittsburgh in Pennsylvania an das *Ladies' Home Journal* und ersuchte um Rat, wie er von seiner störenden nächtlichen Gewohnheit loskommen könne. Darauf schwappte eine Welle von Antwortbriefen aus dem ganzen Land über das Magazin hinweg. Angesichts dieser gewaltigen Resonanz richtete man in der Redaktion ein ganzes Jahr lang eine Rubrik mit dem Titel »Wie treiben wir George das Schnarchen aus?« ein, in der unter anderen Schreiben wie die nachfolgenden veröffentlicht wurden:

Ich fing erst dann zu schnarchen an, als mir das Haar ausfiel. Je kahler ich wurde, desto lauter schnarchte ich ... Schließlich brachte meine Frau aus der Stadt ein Nachtkäppchen nach Haus, das ich seither immer trage – nur in der Nacht, natürlich –, und ab da habe ich nicht mehr geschnarcht. Offenbar war mein Haar so schütter, daß ich mich jede Nacht erkältete. Dann verstopfte sich die Nase, und ich schnarchte.

Ist Ihnen bekannt, daß Indianer niemals schnarchen? Ich habe viele Nächte in ihren Tipis verbracht und nie auch nur ein Geräusch gehört. Das liegt daran, daß die Indianerkinder immer mit geschlossenem Mund schlafen müssen, um keine Halskrankheiten zu bekommen. Mögen unsere Mütter sich das gesagt sein lassen, wenn sie nicht eine neue Generation von Schnarchern heranziehen wollen.

Da das Schnarchen von innen kommt, müssen wir auch die Ursache dafür dort suchen. Ein Mensch, der wahrhaft edel und selbstlos ist, schnarcht auch nicht. Er ist innen so wie außen, im Schlaf derselbe wie im Wachen. Was wir in unserem Inneren sind und tragen, muß heraus. Daher ist denn auch die einzige wirklich dauerhafte Medizin gegen das Schnarchen die gänzliche Selbstlosigkeit in allen unseren Gedanken und Werken. Dann wird kein Mensch mehr schnarchen.

Aufgrund der nicht enden wollenden Flut von Zuschriften Tausender mitfühlender oder mitleidender Leser sah sich die Redaktion des Magazins schließlich zu dem Aufschrei veranlaßt: »Genug! Wenn Mr. Little jetzt noch immer kein Mittel gegen das Schnarchen gefunden hat, dann ist ihm unserer Meinung nach nicht zu helfen!«

Offenbar ist dem armen George das etwa um diese Zeit in mehreren Zeitungen erscheinende Inserat nicht zu Augen gekommen:

Todsicheres Mittel gegen das Schnarchen

Ein simples Hausmittel, das auch alle Ärzte wärmstens empfehlen können. Keine Pille, kein mechanisches Gerät, sondern eine einfache Anleitung, die man nur zu befolgen braucht, und schon ist auch der hartnäckigste Schnarcher von seinem Übel befreit.
Senden Sie einen Dollar an ......

In verständlicher Aufregung überwiesen viele Schnarcher ihren Dollar an die angegebene Adresse und erhielten postwendend auf einem Kärtchen die gedruckte Antwort:

Todsicheres Mittel gegen das Schnarchen:
Schlafen Sie nicht!

Während ein Vorgang wie dieser zeigt, wie das Schnarchen den Betrüger in uns weckt, ist anderen Berichten zu entnehmen, daß manche Leute zu noch drastischeren »Heilmitteln« greifen. 1923 wurde in Budapest eine Frau wegen Mordes festgenommen, die auch freimütig gestand, sie habe das Schnarchen ihres Mannes nicht mehr ertragen und ihn deshalb mit einer Pistole erschossen. Und erst 1989 stand in Winthrop, Massachusetts, ein Mann vor Gericht, weil er seinen Mitpatienten, nachdem dieser ihn angeblich keine Nacht lang schlafen ließ, im Schlaf erdrosselt hatte.

Der berühmte Revolverheld John Wesley Hardin geriet über das Schnarchen seines Zimmernachbarn im American House Hotel in Abilene, Texas, einmal derart in Rage, daß er – als einer, der seine Zeit nicht mit Worten vertrödelte – zum Revolver griff und durch die Wand schoß. Die erste Kugel weckte den Schnarcher, die zweite tötete ihn. Jahre später fand sich Hardin genötigt, seinen guten Ruf zu verteidigen. »Die Leute lügen einen Haufen über mich zusammen«, knurrte er. »Angeblich soll ich sechs oder sieben Mann wegen Schnarchens umgelegt haben. Das stimmt nicht, es war nur einer.« Aber wie viele es auch waren, eines steht fest: Hardin hat die schnarchende Bevölkerung von Texas verringert. Aber es blieben noch genug zurück. Niemand weiß, wie viele wirklich veritable Schnarcher jede Nacht die Fensterläden zum Erzittern bringen.

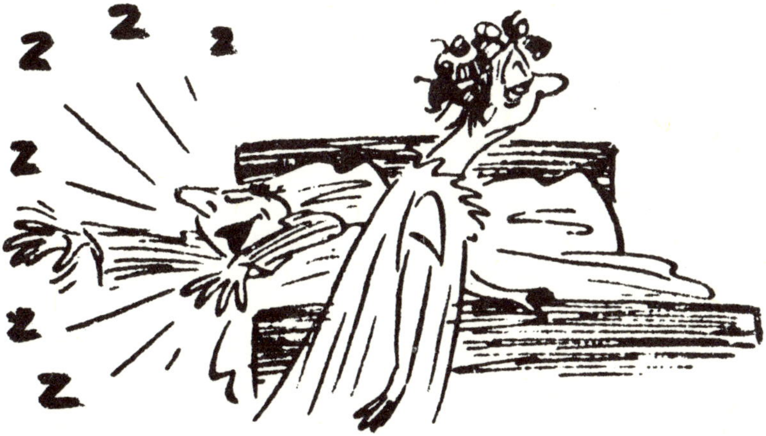

Schnarchen Sie nur – und Sie werden bald allein schnarchen!

Schnarcher, erwachet und laßt euch zählen!

Hin und wieder geben wir alle Schlafgeräusche von uns. Aber die meisten von uns sind doch nur leichte oder Gelegenheitsschnarcher – wie zum Beispiel der Mann, der nach einem anstrengenden Arbeitstag nach Hause kommt, sich hinsetzt, einschläft und zu sägen beginnt. Nach einem kleinen Rippenstoß sucht er sich eine andere Position und hört zu schnarchen auf.

Die Gelegenheitsschnarcher werden von den Schnarchforschern gar nicht in ihre Statistiken aufgenommen. Andererseits geben wirklich hartnäckige Schnarcher ihr Leiden häufig nicht gern zu – man kann sich also vorstellen, welche Schwierigkeiten beim Versuch auftreten, die schnarchende Bevölkerung zu zählen. Erst im Jahr 1968 begann Marcus Boulware, Logopäde an der Universität von Florida in Tallahassee und selbst Schnarchtherapeut, mit einer statistischen Untersuchung über die Häufigkeit des Schnarchens – nachdem er nämlich fünfzig Gesundheitsämter um diesbezügliche Informationen gebeten hatte und dabei feststellen mußte, daß es einfach keine Veröffentlichungen zu diesem Thema gab. Dr. Boulware, der selbst die eigene Ehefrau fast schon hinweggesägt hatte, beantragte daraufhin ein Forschungsstipendium, um ein Mittel gegen das Schnarchen zu finden, was ihm vom *National Institute of Health* auch prompt bewilligt wurde. Und offenbar regte seine Initiative weltweit andere Experten an, sich mit dem Mysterium des Schnarchens zu befassen.

1978 untersuchte ein Wissenschaftlerteam unter Führung von Elio Lugaresi die Schlaf- und Schnarchgewohnheiten der Einwohner von San Marino, einer kleinen unabhängigen Republik auf dem Gebiet Oberitaliens mit einer Bevölkerung von etwa 23 000 Menschen. Mit Hilfe einer Fragebogenaktion stellte Dr. Lugaresi fest, daß ungefähr zwanzig Prozent der Befragten regelmäßig schnarchten, wobei sich dazu doppelt so viele Männer wie Frauen bekannten, und daß bei Angehörigen beiderlei Geschlechts das Schnarchen mit steigendem Alter zunahm. Zwischen dreißig und fünfunddreißig Jahren schnarchen demzufolge zwanzig Prozent aller Männer und fünf Prozent der Frauen, während sich die Rate im Alter um sechzig und fünfundsechzig bereits auf sechzig beziehungsweise vierzig Prozent erhöht.

Im Rahmen einer ähnlichen Untersuchung des Jahres 1983 füllten 254 Patienten einer Familienklinik im kanadischen Toronto und 25 Patienten eines Hospitals einer Provinzstadt im nördlichen Ontario einen Fragebogen aus. Trotz der geographischen und sozioökologischen Unterschiede waren die Übereinstimmungen zwischen beiden Gruppen derart groß, daß sie dann in der Auswertung nicht mehr getrennt wurden.

- 86 Prozent aller Frauen erklärten, daß ihre Männer schnarchten.
- 52 Prozent von ihnen gaben an, durch das Schnarchen ihres Mannes im Schlaf gestört zu werden.
- 57 Prozent aller Männer erklärten, daß ihre Frauen schnarchten.

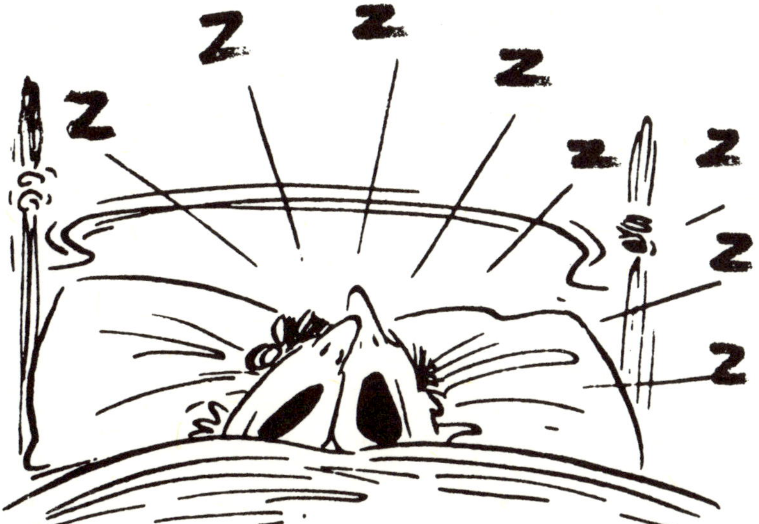

- 15 Prozent von ihnen gaben an, das Schnarchen ihrer Frau beeinträchtige sie im Schlaf.
- Die überwältigende Mehrzahl aller Schnarcher ist männlichen Geschlechts: Das Verhältnis der Schnarcher zu den Schnarcherinnen beträgt neun zu eins.

So aufschlußreich diese Ergebnisse auch sein mögen – wir brauchen dennoch viele weitere Studien, bevor wir uns über die Verbreitung des Schnarchens ein klares Bild machen können. Inzwischen tragen die ständig steigende Zahl von Schlafstörungszentren sowie das neuerwachte öffentliche Bewußtsein und Verständnis für das Schnarchen zum Entstehen einer ausführlichen wissenschaftlichen Literatur bei.

Einige gute Schnarchgeschichten

Bevor wir uns mit der Auswertung dieser Untersuchungsergebnisse befassen, kehren wir noch einmal zu unserer Geschichte des Schnarchens zurück, um zu zeigen, daß man einem derartigen Geräusch auch eine positive Seite abgewinnen kann.

ORMUND POWERS war vielleicht der erste, der von der Überlegung ausging, Schnarchen könne auch eine Quelle des Trostes und Behagens sein. »Schnarchen ist der Zauber des Schlafs«, schrieb er im *Orlando Sentinel-Star*. »Das Schnarchen selbst hat unter Eheleuten viel weniger Schaden angerichtet als jene schnarchlose Stille, die entsteht, wenn der Schnarcher nächtens nicht anwesend ist.« Ähnliche Gefühle kamen in einem Brief an die schon mehrfach erwähnte Kolumnistin ABIGAIL VAN BUREN zum Ausdruck, in dem eine Witwe ihr betrübt anvertraut, für sie sei Schnarchen das süßeste Geräusch auf Erden. Und auch den Besitzer einer Kneipe nahe bei Victoria in der kanadischen Provinz British-Kolumbien mußten bei der Benennung seines Etablissements ähnliche Vorstellungen geleitet haben: Es hieß »Great-Snoring-On-Sea« (Groß-Schnarchen am Meer).

Zu guter Letzt nun diese nette kleine Geschichte, *»Schnarchröschen«* von ANNE DOUGLAS SEDGWICK, erschienen vor vielen Jahren in *Harper's Magazine:*

Launcelot Mainwaring, in Paris auf Urlaub, verliebte sich dort in Elizabeth Thayer, eine sehr schöne junge Dame, die im selben Hotel an den Champs Elysées logierte.

Nachdem sie einander von gemeinsamen Bekannten vorgestellt worden waren, lud Mainwaring seine Angebetete in die Oper »Romeo und Julia« ein. Gegen Ende des zweiten Akts hatte er bereits Feuer gefangen.

Ins Hotel zurückgekehrt, zogen sie sich in ihre nebeneinanderliegenden Zimmer zurück. Doch schon nach kurzer Zeit wurde Mainwaring unsanft aus dem Schlaf gerissen, und zwar durch ein gewaltiges Schnarchen, das aus dem Zimmer seines Schwarms an seine Ohren dröhnte.

Nachdem der junge Mann drei Nächte lang diesem Höllenlärm getrotzt hatte, faßte er sich schließlich doch ein Herz, gestand der Traumfrau seine Liebe und berichtete ihr zugleich freimütig von ihrem wahrhaft höllischen Schnarchen. Als Elizabeth das hörte, fiel sie, von einem Lachanfall übermannt, in den nächsten Stuhl. Nachdem sie endlich ihre Fassung wiedergefunden hatte, bekannte sie Mainwaring, der gewaltige Schnarcher sei niemand anderer als ihr kleiner Hund Toto. »Aber«, fügte sie hinzu, »Sie sind wirklich ein wahrer Held. Was müssen Sie diese drei Nächte lang gelitten haben! Ich glaube«, fuhr sie fort, und ihren Augen war das Interesse für ihren neuen Verehrer deutlich anzusehen, »ich bewundere Sie aus ganzem Herzen.«

Vorwärts in eine bessere Zukunft

Schnarcher, denen bislang an einer über die volksmedizinischen Weisheiten hinausgehende Behandlung ihres Leidens gelegen war, konnten dabei außer negativen Erfahrungen kaum etwas gewinnen. Die Schulmedizin ließ bis vor kurzem diesbezüglich eine wissenschaftliche Einstellung aufs schmerzlichste vermissen und hatte den Betroffenen eigentlich kaum Hilfe anzubieten.

Noch vor zwanzig Jahren schrieb zum Beispiel der Herausgeber der beliebten Monatsillustrierten der Britischen Ärztekammer, *Family Doctor* (»Der Hausarzt«): »Mit einem Heilmittel gegen das Schnarchen ist nicht zu rechnen. Ich kann mir nicht vorstellen, daß es auf diesem Gebiet je zu einer wirklich tiefgreifenden Entdeckung kommt.«

Heute allerdings ist das Schnarchen von einer peinlichen nächtlichen Ruhestörung zu einem ernstzunehmenden medizinischen Problem aufgestiegen – mit nahezu dem gleichen Stellenwert wie Migräne oder Rückenschmerzen. Forscher und Kliniker konnten die dem Schnarchen zugrunde liegenden Ursachen aufspüren und verschiedene vielversprechende Therapien dagegen entwickeln – mit den besten Ergebnissen für Schnarcher und Beschnarchte.

2
Die Suche nach dem Grund

Im vorhergehenden Kapitel haben wir das Schnarchen auf die herkömmliche Art betrachtet: als nächtliche Ruhestörung, die manche erheitert, andere dagegen auf die Palme bringt.

Zu seinem besseren Verständnis müssen wir uns jetzt darüber klarwerden, was die Bezeichnung »Schnarchen« eigentlich bedeutet. Unglücklicherweise ist es leichter, die Ursachen des Schnarchens zu finden, als den Ausdruck genauer zu definieren.

Der *»Große Brockhaus«* interpretiert Schnarchen als »ein Geräusch, das, meist im tiefen Schlaf, beim Atmen durch die geöffnete Mundhöhle entsteht; hierbei gerät das schlaff herabhängende Gaumensegel in Schwingungen«. Die meisten Hals-Nasen-Ohren-Fachärzte würden sich wahrscheinlich eher auf eine Definition wie »jedes vollklingende, im Schlaf in den oberen Atmungsorganen erzeugte Geräusch« einigen. Die Beschreibungen dieses »vollklingenden Geräusches« reichen dabei vom Schnorcheln, Krächzen, Schaben, Würgen bis zum Rasseln, Sägen, Dröhnen, Rollen und Zischen.

Offenbar kennen wir Hunderte von Möglichkeiten, das Schnarchen lautmalerisch und metaphorisch zu beschreiben, so wie auch die Eskimos hundert verschiedene Wörter für den Schnee haben, und jedes paßt, denn es stammt aus der persönlichen Erfahrung. Vielleicht traf MARK TWAIN den Nagel auf den Kopf, als er schrieb, Schnarchen sei »lauthals herausschlafen«.

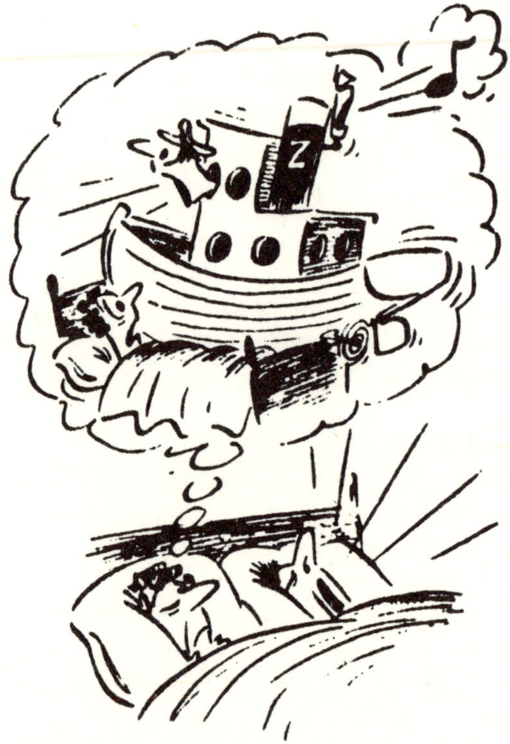

Ein klassischer Vergleich von geplagten Ehefrauen, wenn sie das Sägen ihres Schlafgenossen beschreiben: »Ich träumte, in unserem Schlafzimmer sei ein Schleppkahn steckengeblieben, der verzweifelt um Hilfe tutete.«

Wie laut schnarchen Sie?

Um einen festen Bezugsrahmen zu bekommen, haben Ärzte ein einigermaßen objektives Klassifizierungssystem für die Lautstärke zusammengestellt, die beim Schnarchen produziert wird.

Leicht: Gelegentliches Schnarchen, wobei der Schläfer meist auf dem Rücken liegt und übermüdet ist oder zuviel getrunken beziehungsweise gegessen hat.
Mäßig: Häufiges Schnarchen in allen Lagen.
Schwer: Sehr lautes Schnarchen die ganze Nacht hindurch in allen Lagen, das auch noch ein, ja sogar zwei Zimmer weiter zu hören ist.
Heroisch: Außerordentlich lautes Schnarchen, das drei bis vier Zimmer weiter vernehmbar ist oder sogar das ganze Haus erfüllt.

Als wissenschaftlich exakt kann man diese Einteilung vielleicht nicht bezeichnen, aber sie erlaubt uns, das Schnarchen zwei Umständen zuzuordnen: Erstens entsteht das Schnarchgeräusch in den oberen Luftwegen; und zweitens ist es eine Begleiterscheinung des Schlafes.

Im Sommer wird am lautesten geschnarcht

Jedes Jahr, so stöhnen die unmittelbar Betroffenen, verwandelt das Nahen des Sommers ihr Schlafzimmer in eine geräuschvolle Folterkammer. Der Grund: Wissenschaftler haben herausgefunden, daß viele Männer in den kürzeren Sommernächten länger und lauter schnarchen als in den Wintermonaten. Schuld daran ist die Sonne. Die längeren Tage bieten Gelegenheit, mehr ultraviolette Sonnenstrahlen zu absorbieren, wodurch man am Abend entspannter ist. Aber je entspannter, desto kräftiger das Schnarchen.

Die Auflösung so manches Schnarchrätsels

Jeder weiß, daß man im Schlaf schnarchen kann. Aber da tauchen Fragen auf, die nicht nur die Partner des Schnarchenden, sondern bis vor kurzem auch die Ärzte intensiv beschäftigten: Warum schnarcht man eigentlich *nur* im Schlaf? Und warum in Rückenlage so viel häufiger als in jeder anderen Körperlage? Warum schnarchen wir beispielsweise nicht im Stehen? Oder überhaupt im Wachzustand?

Eine wissenschaftliche Beschäftigung mit dem Schlaf gab es nicht vor dem Ende des neunzehnten Jahrhunderts, als man anfing, die Gehirnströme von Hasen, Katzen und Affen zu messen und zu registrieren. Und erst viele Jahre später, nämlich im Jahr 1929, machte sich der deutsche Neurologe HANS BERGER an die Aufzeichnung menschlicher Gehirnströme und nannte sein hierfür entwickeltes Verfahren Elektroenzephalogramm (EEG). Seine Arbeit bereitete den Weg für die Messung vieler anderer Gehirnfunktionen: nicht nur der normalen Gehirnfunktionen im Schlaf, sondern auch zahlreicher Störungen im Gehirn und Zentralnervensystem.

Aber Bergers Erkenntnisse über die elektrischen Aktivitäten des Gehirns im Schlaf wurden zunächst einmal fast ein Jahrzehnt lang kaum beachtet. Erst im Jahr 1937 bestätigte ein unabhängiges Forscherteam seine Ergebnisse und ergänzte sie; bei Schlafuntersuchungen, die während ganzer Nächte hindurch andauerten, stellte man unterschiedliche Schlafstadien fest, die sich vor allem durch das Muster ihrer Gehirnstromaktivitäten voneinander unterschieden. 1953 entdeckten Wissenschafter an der Universität von Chicago den REM-Schlaf, so genannt nach den schnellen Augenbewegungen, *rapid eye movements,* die diese Schlafphase charakterisieren. Früheren Forschern war dieses Stadium möglicherweise deshalb nicht aufgefallen, weil der REM-Schlaf im EEG dem Wachzustand so ähnlich ist. Man war zunächst der Meinung, die Testpersonen wären in der Nacht einfach aufgewacht, während sie aber in Wirklichkeit – und das war die aufregendste Einsicht in die Natur des REM-Schlafes – nur *träumten.* Heute unterscheidet man beim Schlafen vor allem zwei Phasen: REM- und Non-REM-Schlaf (NREM).

Wir schlafen in Stadien

Wenn wir uns REM und NREM näher ansehen, finden wir schon eine erste Antwort auf die Frage nach den Ursachen des Schnarchens und seine eigenartige Verbindung mit dem Schlaf.

Stadium 1 – NREM-Schlaf: Übergang zwischen Wachen und Schlafen, der fünf bis zehn Minuten dauert. Der Atem wird langsam und gleichmäßig, der Puls nimmt ab, charakteristisch sind langsame, rollende Augenbewegungen. Diese Phase nimmt im allgemeinen etwa fünf bis zehn Prozent der totalen Schlafzeit ein.
Stadium 2 – NREM-Schlaf: Ein etwas tieferes Schlafstadium. Bilder und Gedankensplitter schießen einem durch den Kopf. Kaum noch Bewegungen der Augäpfel, die Muskulatur entspannt sich, wenig Körperbewegung. Bei Erwachsenen beträgt ein derartiges Stadium fast fünfzig Prozent der gesamten Schlafdauer.
Stadium 3 – NREM-Schlaf: Weitere Vertiefung des Schlafs, entsprechende Verlangsamung von Puls und Atmung. Absinken der Körpertemperatur. Keinerlei Bewegung der Augäpfel mehr. Dieses Stadium umfaßt bei Kindern und Jugendlichen etwa ein Viertel des Totalschlafs, geht bei jungen Erwachsenen leicht zurück und nimmt im späteren Leben und im Alter dramatisch ab.
Stadium 4 – NREM-Schlaf: Das tiefste Schlafstadium, aus dem man nur sehr schwer geweckt werden kann. Wenn Schlafwandeln oder Bettnässen vorkommen, dann fast nur während dieser Phase. Stadium 4 tritt nur im ersten Drittel der Nacht auf, später geht der NREM-Schlaf nicht über Stadium 3 hinaus. Da sich die beiden letztgenannten so stark ähneln, haben Forscher sie oft gemeinsam beschrieben. Zusammen machen sie etwa zehn bis zwanzig Prozent unserer gesamten Schlafdauer aus, nehmen aber mit fortschreitendem Alter ab.

Die NREM-Stadien unseres Schlafzyklus fallen durch

physiologische Ruhe und Entspannung auf. Augenbewegungen sind selten, Puls und Atmung verlangsamt, der Körper bewegt sich kaum. Menschen, die aus dem NREM-Schlaf geweckt werden, beschreiben im allgemeinen vage Gedankensplitter, Szenen oder Bilder.

REM-Schlaf: Nach etwa neunzig Minuten NREM-Schlaf beginnt das erste REM-Stadium, das zunächst höchstens ein paar Minuten dauert. Erst im weiteren Verlauf der Nacht verlängern sich die REM-Phasen auf fünfzehn bis zwanzig Minuten.

Dieser Zustand unterscheidet sich von anderen Schlafphasen durch eine deutliche Muskelerschlaffung. Die Skelettmuskulatur an Hals, Armen und Beinen ist so gut wie gelähmt, die Atmung wird unregelmäßig, der Pulsschlag erhöht sich, die Augäpfel bewegen sich heftig, schießen hin und her. Das weiche Bindegewebe der oberen Atemwege einschließlich Zunge, weichem Gaumen und Zäpfchen ist vollkommen entspannt. Gleichzeitig zeigt das Gehirn ein vermehrtes Sauerstoffbedürfnis. Schwitzen, Schüttelfrost und andere Mechanismen zur Regulierung der Körpertemperatur treten in diesem Stadium kaum auf. Bei Männern kann es im REM-Stadium zu Peniserektionen kommen.

Viel zu tun fürs Gehirn

Der REM-Schlaf ist die Traumphase, charakterisiert durch lebhafte, aktive Träume voll komplexer Symbole und Bilder. Über siebzig Prozent aller Erwachsenen, die aus dem REM-Schlaf geweckt wurden, berichten, daß sie geträumt haben. Beim Erwachsenen macht das REM-Stadium etwa zwanzig Prozent der gesamten Schlafzeit aus.

Dieser Wechsel von NREM- und REM-Schlaf dauert die ganze Nacht hindurch an. Im allgemeinen beherrschen die NREM-Stadien das erste Drittel, während das letzte Drittel von REM- und Stadium 2 des NREM-Schlafes gekennzeichnet ist. REM-Schlaf tritt meist im Übergang von Stadium 3 oder 4 des NREM-Schlafes zurück zu Stadium 2 auf. Der ganze Zyklus wiederholt sich in periodischen Abschnitten, die von siebzig bis hundertzwanzig Minuten dauern können. Logischerweise verbringen Menschen, die mehr Schlaf brauchen, auch entsprechend mehr Zeit im REM-Zustand, aber auch alle jene, die mit weniger Schlaf auskommen, durchlaufen dabei die beschriebenen Perioden.

Der Schlaf-Wach-Zyklus

Wir wissen, daß sich im Schlaf Körper und Geist erholen. Alle Lebewesen sind auf einen solchen Wechsel zwischen Aktivität und Ruhe angewiesen. Bei manchen Tieren wird dieser Zyklus durch Veränderungen in ihrer Umgebung ausgelöst, etwa durch Ebbe und Flut; bei anderen leitet beispielsweise der Wechsel der Jahreszeiten den Winterschlaf ein. Beim Menschen spannt sich der Schlaf-Wach-Zyklus über eine Periode von rund 24 Stunden (genaugenommen eigentlich 25 Stunden), wobei offenbar nicht nur der äußere Übergang vom Licht zur Dunkelheit, sondern auch die »innere Uhr« eine gewisse Rolle spielt. Dieses Muster, auch »zirkadianer (= rund um den Tag) Rhythmus« genannt, festigt sich im Säuglingsalter nach etwa drei bis vier Monaten und hält für den Rest des Lebens an.

Läuft unsere »innere Uhr« mit fortschreitendem Alter ab? Niemand weiß es. Aber offensichtlich wird sie im Alter neu gestellt. Ältere Leute gehen im allgemeinen früher zu Bett als jüngere, wachen früher auf und brauchen überhaupt weniger Schlaf.

Schlafmangel oder auch plötzliche Veränderungen im Schlaf-Wach-Zyklus haben meist deutliche Auswirkungen auf Stimmung, Leistung, »Aufgewecktheit« zur Folge. Die daraus resultierenden Störungen können unterschiedlich stark sein, je nach der Anzahl der verschobenen Schlafstunden, der Länge der Schichtarbeit und der Zeitspanne, die für den Aufbau eines neuen Rhythmus zur Verfügung steht. Mit derartigen Schlafproblemen haben auch Flugreisende zu kämpfen, die den gestörten Körperrhythmus, der sich aus dem raschen Übergang von einer Zeitzone zur anderen ergibt, als »Jet-lag« bezeichnen.

Es herrscht kein Mangel an Theorien darüber, wie und warum wir im REM-Schlaf mit seinem Traumstadium die im Wachzustand gemachten Erfahrungen verarbeiten. Unter idealen Schlafbedingungen befindet sich dabei unser Körper in vollkommener Ruhe und gestattet damit die höchste Konzentration auf die geistige Aktivität. Studien haben aber auch ergeben, daß REM-Schlaf schon beim Ungeborenen vorkommt. Wir müssen sicher noch lange weiterforschen, bis der REM-Schlaf uns in seiner vollen Bedeutung verständlich wird.

Was wir allerdings bereits jetzt wissen, ist, daß der Schlafzyklus in direktem Zusammenhang zum Schnarchen steht; um das zu begreifen, müssen wir den Schlaf mit den anatomischen Vorgaben fürs Schnarchen in Beziehung setzen.

Die Entstehung des Lärms

Schnarchen entsteht in jenem Bereich der oberen Luftwege, die man auch den erschlaffbaren Teil des Halses oder die erschlaffbaren Luftwege nennt. Unter »erschlaffbar« verstehen wir das weiche Gewebe ohne Stützung durch das Skelett. Dazu gehören weicher Gaumen, Zäpfchen, Mandeln, das Gewebe rund um die Mandeln, der Zungengrund sowie Hinter- und Seitenwände des Rachenraums.

Das Geräusch wird durch Vibration des weichen Gewebes im erschlaffbaren Teil der oberen Atemwege ausgelöst. Diese Vibrationen entstehen durch Luftwirbel in den Atemwegen des Schlafenden, während er durch Nase oder Mund atmet; dabei kommt es zu einem Flatterzungeneffekt, den man mit dem Rattern des Windes an einem schlecht schließenden Fenster vergleichen könnte, oder einer Flagge, die in einer steifen Brise knattert. Ironischerweise ruft gerade der Schlaf, dieser Zustand der Ruhe und Entspannung, das Schnarchgeräusch hervor, indem er zur größtmöglichen Erschlaffung von Muskeln und Bindegewege beiträgt und dadurch unter »idealen« Bedingungen den Flattereffekt produziert.

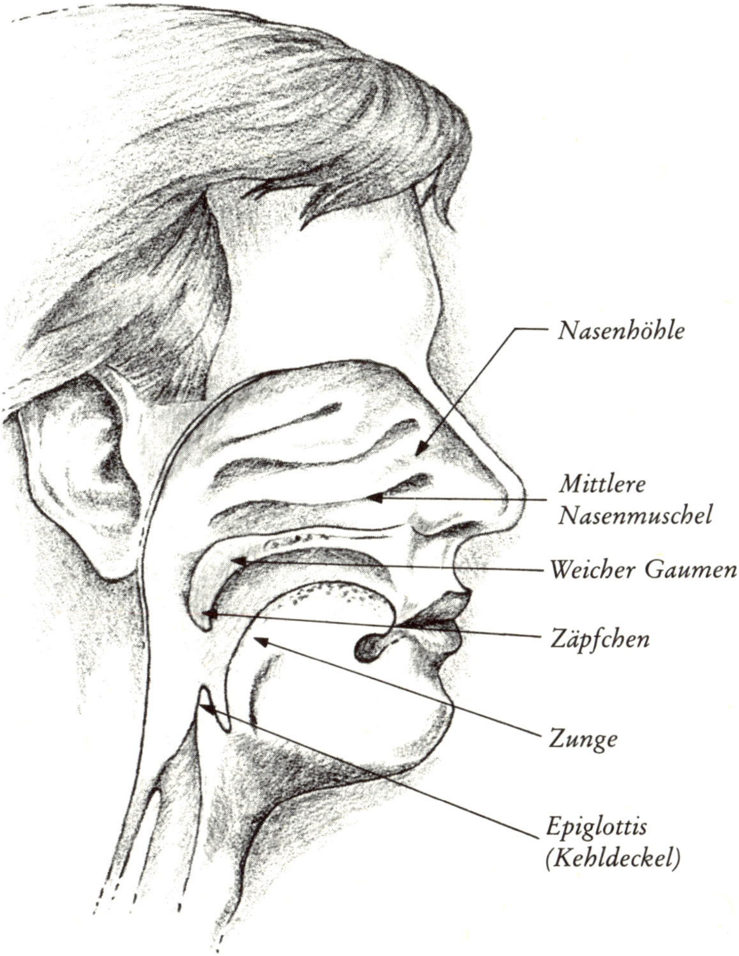

Nasen- und Rachenraum von der Seite

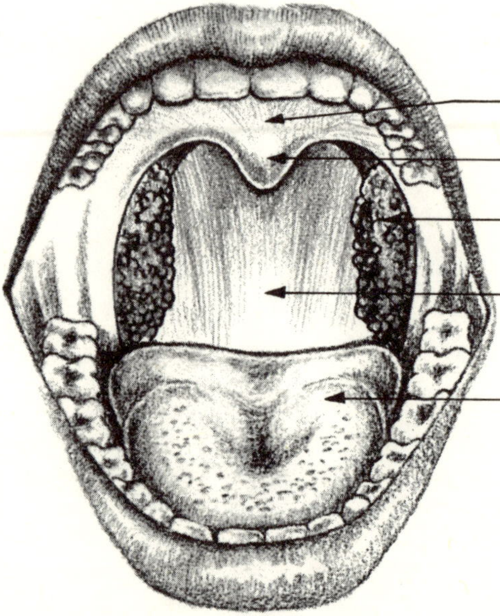

Mund und oberer Rachenraum

Warum schnarchen wir?

Sobald wir das erkannt haben, können wir auch die unterschiedlichen Ursachen des Schnarchens und seine Abhängigkeit vom Schlaf verstehen.

Schwacher Muskeltonus der Halsmuskulatur: Im Schlaf schwächt sich die Muskelspannung mit zunehmender Schlaftiefe immer weiter ab; je schlaffer aber die Muskulatur, desto eher kommt es zu Vibrationen und dadurch zum Schnarchen. Wie wir gesehen haben, tritt die stärkste Muskelentspannung im REM-Schlaf auf, vor allem in der Halsmuskulatur. Daher schnarchen wir auch am häufigsten in diesem Schlafstadium. Die Rückenlage verschärft diesen Vorgang noch, weil sich die Zunge naturgemäß auf die ebenfalls erschlafften oberen Atemwege zurücklegt. Folglich verengen sich die Atemwege, was den Luftstrom über das bereits völlig erschlaffte Gewebe noch weiter verstärkt.

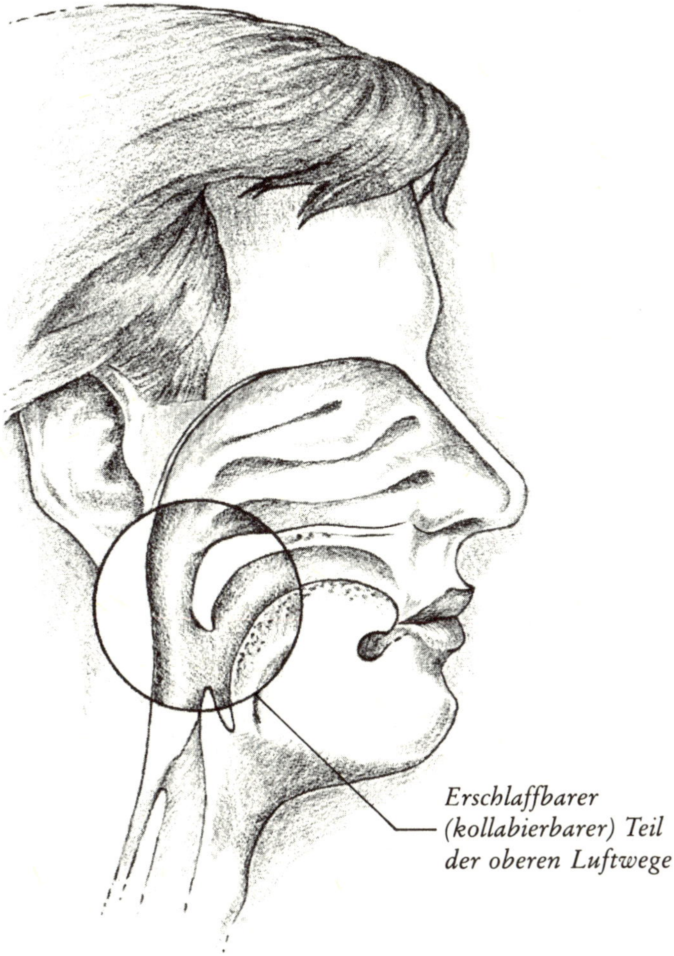

Die oberen Luftwege

Die Muskelspannung im Rachenraum nimmt aber auch mit den Jahren ab – man denke nur an die Falten unter dem Kinn bei älteren Menschen. Wenn also das Gewebe in unseren oberen Luftwegen mit steigendem Alter selbst im Wachzustand immer schlaffer und zugleich mehr und mehr an Elastizität verliert, dann ist es nicht verwunderlich, daß ältere Menschen auch sehr viel häufiger schnarchen als jüngere.

Schnarchen und Übergewicht: Man weiß zwar noch nicht genau, inwiefern Übergewicht das Schnarchen verursacht oder verstärkt; klar ist allerdings, daß der dicke Nacken, den man bei übergewichtigen Menschen häufig beobachten kann, die Luftwege weiter verengt. Außerdem haben die Betreffenden oft auch einen schlechten Muskeltonus, weil sie sich nicht ausreichend bewegen.

Lokale Verdickungen im weichen Rachengewebe: Vergrößerte Rachenmandeln oder Polypen verengen die Luftwege, was wiederum das Schnarchen fördert. Die gleiche Wirkung geht von einer Verdickung der Halsmuskulatur bei übergewichtigen Personen aus. Auch ein langes Gaumenzäpfchen mit entsprechend weichem Gaumen verringert den Raum, der dem Atemstrom zur Verfügung steht, und führt somit zur Entstehung des Flatterzungeneffekts, also zum Schnarchen. Ebenso können bestimmte anatomische Merkmale – etwa ein fliehendes Kinn – dazu führen, daß die Zunge nach hinten sinkt und damit den für jeden Schlafzustand normalen Rückfalleffekt verstärkt. Verringerte Aktivität der Hirnanhangdrüse oder das Down-Syndrom (Mongolismus) ist oft durch eine vergrößerte Zunge gekennzeichnet, die die oberen Luftwege im Schlaf blockiert.

Medikamente, Übermüdung, Rauchen: Sedativa, Antihistamine oder Alkohol, im Übermaß kurz vor dem Einschlafen eingenommen, können über eine Verstärkung der normalen Erschlaffung der oberen Atemwege auch ein

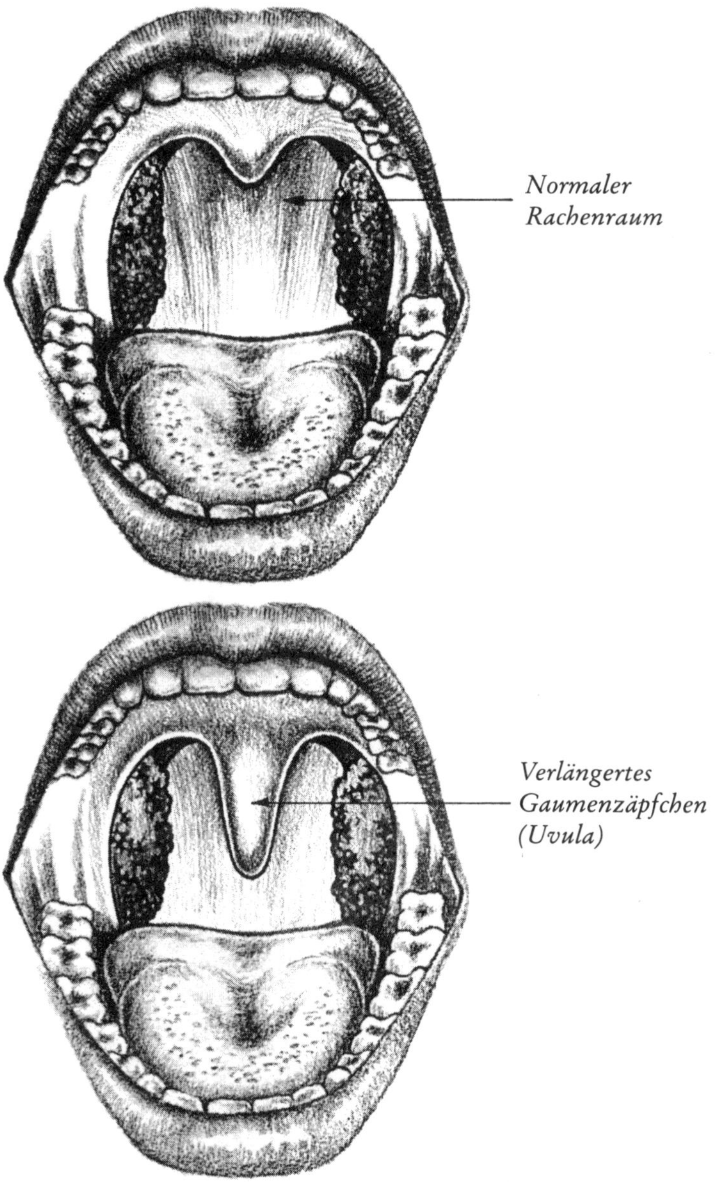

Durch das verlängerte Zäpfchen wird der Luftweg verengt, und es kommt zum Schnarchen

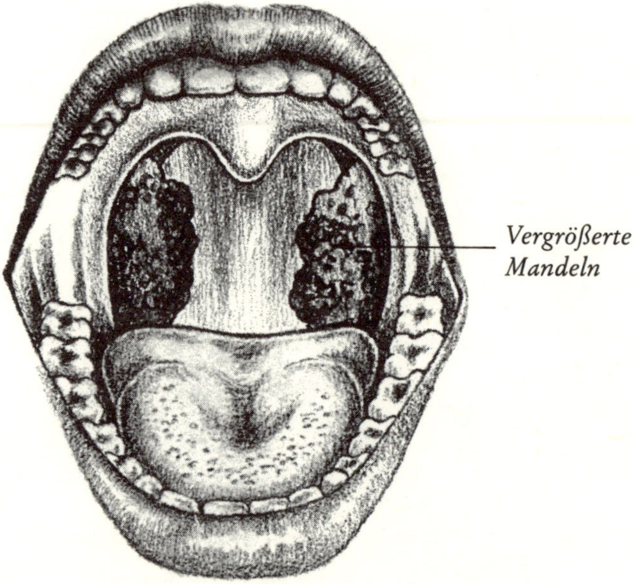

Obstruktion des Atemwegs durch die Mandeln

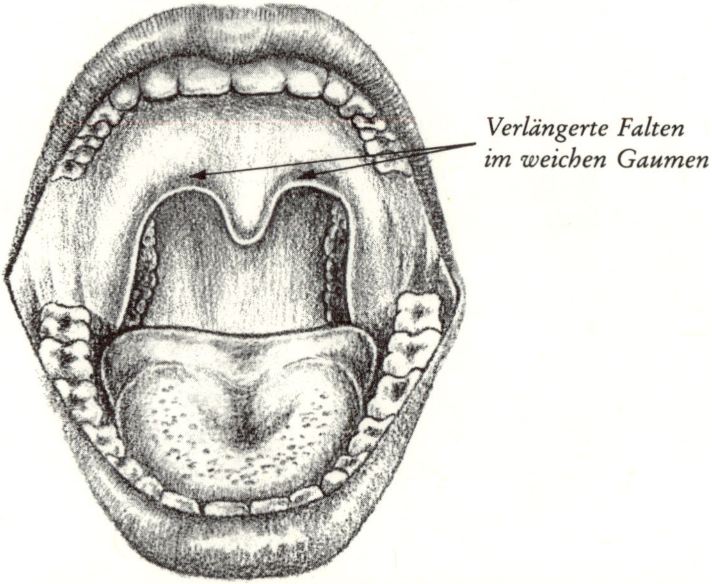

Obstruktion durch Falten im weichen Gaumen

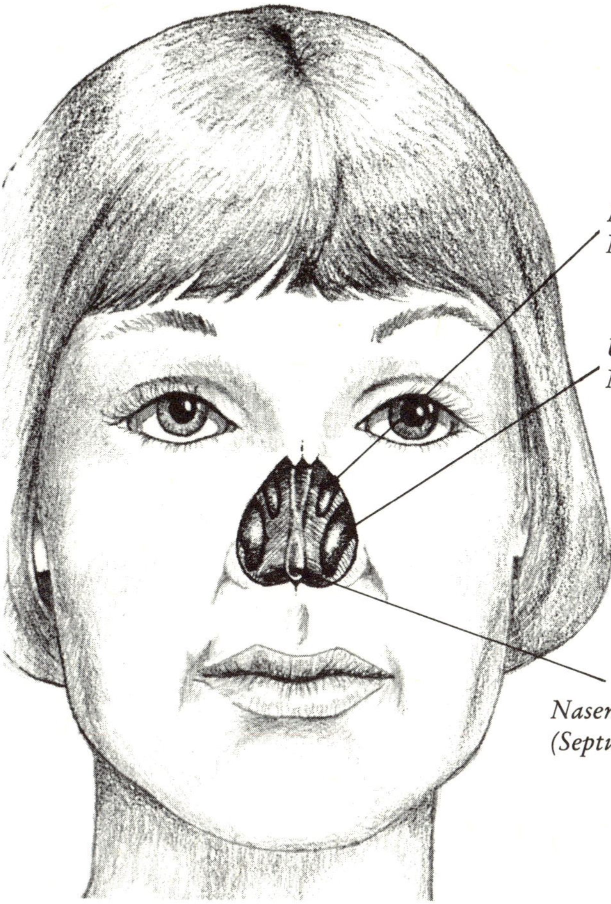

Normale Nasenstruktur

geräuschvolleres Schnarchen bedingen. Zu viel Essen oder übermäßige berufliche Beanspruchung kann die gleiche Wirkung haben, auch hier wieder über die daraus resultierende Erschöpfung, welche die Weichteile der oberen Atemwege stärker als sonst üblich zum Erschlaffen bringt. Rauchen ist zwar keine direkte Ursache für das Schnarchen, führt aber leicht zu einem Anschwellen der Rachenschleimhäute und damit zu einer Verengung der Luftwege.

Außer den genannten Faktoren kann jede Behinderung oder Verstopfung der Nase in Verbindung mit den schlafbedingten Veränderungen zum Schnarchen führen. Warum verzichten wir dann nicht einfach auf die Nasenatmung und atmen durch den Mund?

Warum wir unbedingt durch die Nase atmen wollen

Wir atmen zwar ohnehin sowohl durch den Mund als auch durch die Nase – nichtsdestoweniger besteht offenbar der instinktive Wunsch, wenn möglich durch die Nase zu atmen, selbst wenn sie verstopft ist. Denken Sie zum Beispiel an das äußerst unangenehme Gefühl, wenn bei Grippe oder Erkältung die Nasenwege hoffnungslos verlegt sind. Auch wenn man nun ohne weiteres durch den Mund atmen könnte, begnügt man sich nicht damit, sondern sucht verzweifelt nach dem optimalen Nasenspray, um den »Stau« aufzulösen. Ein Grund für dieses merkwürdige Phänomen liegt sicher darin, daß die Mundatmung einfach mehr Anstrengung kostet, so daß sie nicht nur zu psychologischen Angstgefühlen, sondern auch zu physischer Ermüdung führt.

Zweitens haben Studien erwiesen, daß beim Schlafen im Liegen der Widerstand im Rachenraum größer ist als in den Nasenwegen. Diese sind während der Ruhephasen offensichtlich der vom Körper bevorzugte Luftweg, weil er sich beim Atmen durch Mund- und Rachenraum einfach schwerer tut. Um das zu begreifen, brauchen wir uns nur daran zu erinnern, was wir über die anatomischen Veränderungen im Lauf der verschiedenen Schlafstadien erfahren haben.

Im normalen Schlaf wird unsere feste Halsmuskulatur schlaff, der Luftweg wird enger, was zu verstärktem Widerstand gegen die Atmung führt – weil ja die Stelle, die der Atem passieren muß, sich verengt hat. Diese ganz normale Entspannung des Halsgewebes durch Nachlassen der Muskelanspannung macht den Raum in den oberen Luftwegen kleiner und bringt das weiche Gewebe in noch direkteren Kontakt mit dem Atemstrom.

Also muß sich die Stärke der Einatmung (der sogenannte Inspirationsdruck) erhöhen, um diese natürliche Verengung der oberen Luftwege im Schlaf zu kompensieren. Je mehr sich der Einatmungsdruck aber erhöht, desto größer wird auch die Belastung des Bindegewebes im Rachenraum, das nach innen gesaugt wird und dadurch zu flattern beginnt. Und so entsteht das Schnarchen.

Wenn die Nasenwege gänzlich blockiert sind, ist der Schlafende gezwungen, nur mehr durch den Mund zu atmen. Dann wird der Weg für den Atemstrom noch enger, da ja die Luft, die direkt vom Mund in den Rachen strömt, den negativen Druck im hinteren Rachenraum erhöht und dadurch die Weichteile der erschlaffbaren Luftwege nach innen saugt.

Sie können dieses Phänomen auch im Wachzustand beobachten, wenn Sie sich hinlegen und bei geschlossenem Mund langsam und tief durch die Nase einatmen. Ist kein Hindernis vorhanden, dann sollte die Luft ohne Schwierigkeiten durchströmen. Jetzt halten Sie sich die Nase zu und atmen langsam und tief durch den Mund ein. Sofort spüren Sie, wie der Atem über das erschlaffbare Gewebe streicht und wie dieses dadurch, daß der Luftstrom ein Vakuum hinterläßt, leicht nach innen gezogen wird. Jüngste Untersuchungen haben gezeigt, daß die feste Knochen- und Knorpelstruktur der Nasenwege diesen Vakuumeffekt beim Atmen durch die Nase verhindert.

Einige verbreitete nasale Ursachen des Schnarchens

Wenn eine verstopfte Nase schon im Wachzustand Schwierigkeiten beim Atmen bereitet, dann ist es nicht überraschend, daß die nächtliche Atmung noch stärker behindert wird und zum Schnarchen führen kann. Daher ist es auf jeden Fall nützlich, sich über die möglichen nasalen Ursachen des Schnarchens im klaren zu sein, um festzustellen, ob man schnarcht oder nicht, und gegebenenfalls die Faktoren, die dazu führen, zu unterbinden. So kann zum Beispiel Heuschnupfen Schnarchen verursachen, ohne daß man je an eine solche Möglichkeit gedacht hätte. Wenn der Schnarcher schlank und fit ist und noch dazu weder trinkt noch raucht, dann betrachtet er sein Leiden vielleicht als naturgegebenes Mißgeschick und kommt nie auf die Idee, daß er es nur seiner saisonal bedingten Allergie verdankt.

Gleichfalls dürfte eine Schwangere vielleicht erschreckt und verstört reagieren, wenn sie plötzlich feststellt, daß sie schnarcht. Hat man ihr aber erklärt, daß in den ersten Monaten einer Schwangerschaft die Nasenschleimhäute oft anschwellen, was im Schlaf die Atmung durch den Mund provoziert, dann wird sie mit Sicherheit erleichtert sein.

Im folgenden seien einige der häufigsten nasalen Ursachen des Schnarchens aus der Praxis eines HNO-Arztes aufgezählt:

Infektion: Akute oder chronische Entzündungen führen häufig zu nasalen Obstruktionen. Virusinfektionen der oberen Luftwege bei Erkältungen dauern meist nur einige Tage, danach ist im allgemeinen auch das Schnarchen vorbei. Bakterielle Entzündungen von Nase und Nebenhöhlen dagegen rufen oft langanhaltende Schwellungen und Druck in Kopf und Gesicht hervor und sind in aller Regel auch begleitet von nasalen Sekretionen und postnasalem (hinter der Nase liegendem) Tropfen.

Allergie: Etwa zehn von hundert Menschen haben irgendwann im Leben unter allergischen Reaktionen zu leiden. Jahreszeitlich bedingte Allergien wie beispielsweise Heuschnupfen werden verursacht durch Empfindlichkeit gegen Gras, Bäume, Blumen oder Pollenflug, der zu bestimmten Zeiten des Jahres vorkommt. Dauerhafte Allergien, etwa gegen Staub, Katzenhaar und ähnliches, haben als Symptome nicht nur ein Anschwellen der Nasenschleimhaut, sondern auch starke wäßrige Absonderungen und häufige Niesanfälle zur Folge.

Die meisten Allergien der oberen Luftwege führen zum Anschwellen der Nasenschleimhäute, zu Behinderungen der Nasenatmung und daher zwangsläufig zum Schnarchen.

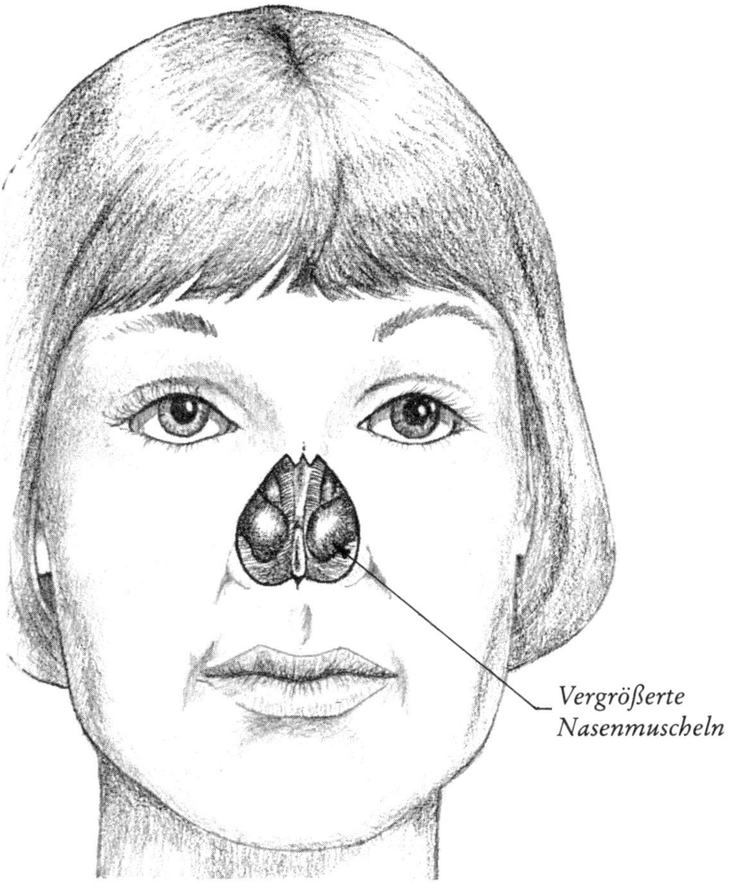

Umweltfaktoren, Allergien oder auch Gefühlsstreß können zu einer Vergrößerung der Nasenmuscheln führen – und damit zum Schnarchen

Medikamente: Aspirin, Antibabypille, Östrogene – um nur einige wenige Medikamente anzuführen – können innersekretorische Veränderungen bewirken, welche die nasalen Luftwege irritieren. Auch Tabak hat einen störenden Einfluß auf die Schleimhäute, vor allem beeinträchtigt er die Schutzfunktion der inneren Nasenhaare, der Zilien. Abschwellende Tropfen oder Sprays können die Nasenwege zwar wieder räumen, eine Besserung tritt aber meist nur vorübergehend ein. Wenn man derartige Medikamente häufig benutzt, werden die Schleimhäute noch mehr irritiert, was zu weiterer Verstopfung der nasalen Luftwege führt. Außerdem läßt die Wirkung mit stetig steigender Dosierung

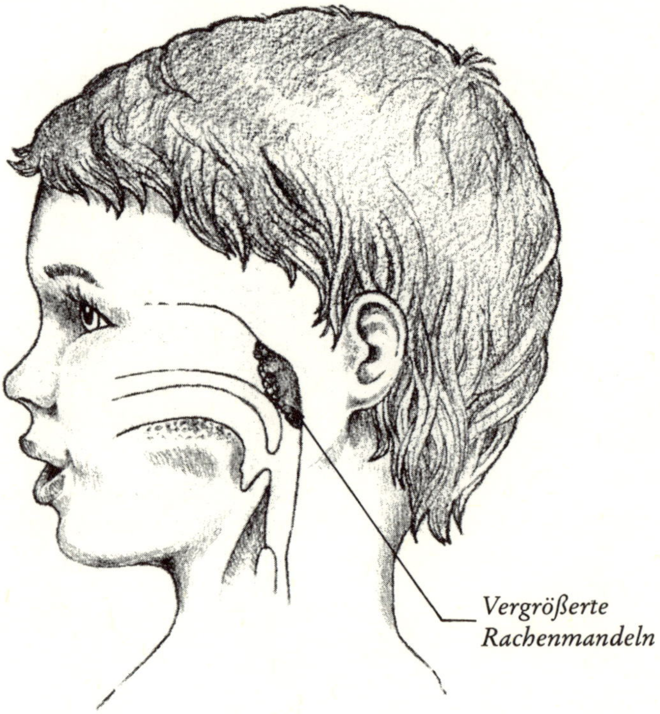

Schnarchen kann ein frühes Anzeichen für eine Behinderung der Atemwege durch vergrößerte Rachenmandeln sein

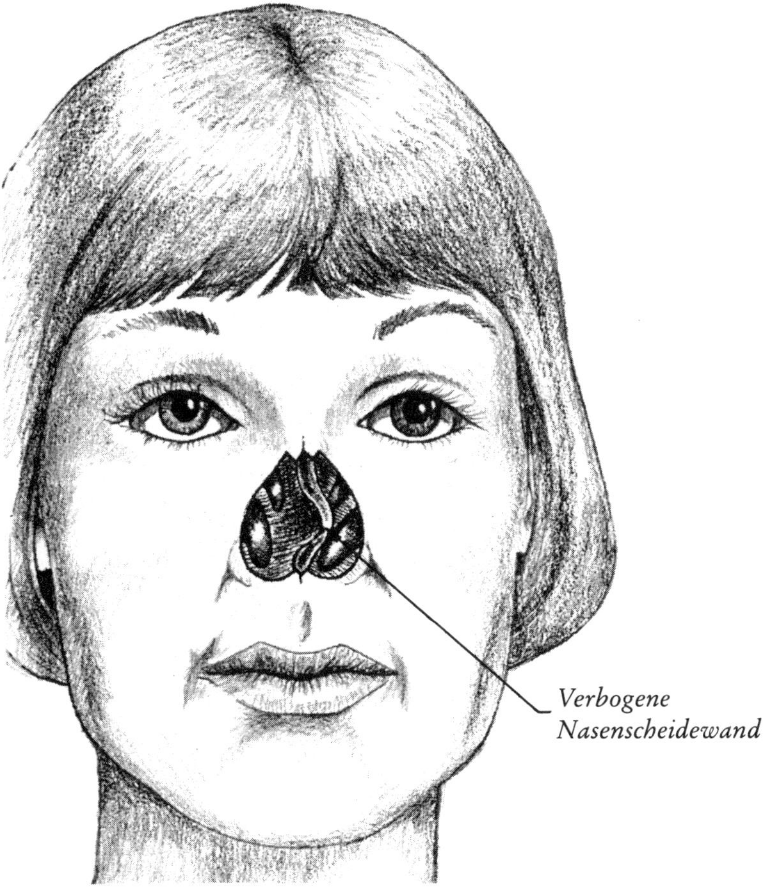

Eine verbogene Nasenscheidewand behindert die Nasenatmung

nach, das heißt, der Patient nimmt entweder mehr davon oder häufiger oder beides. Das Ergebnis ist eine »Nasentropfen-Sucht« mit immer stärkerer Entzündung, Anschwellung und Austrocknung der Nasenschleimhäute.

Eine Reihe von Medikamenten, die zur Bekämpfung des Bluthochdrucks eingesetzt werden, können ebenfalls chronische Schwellungen und Reizung der Schleimhäute auslösen.

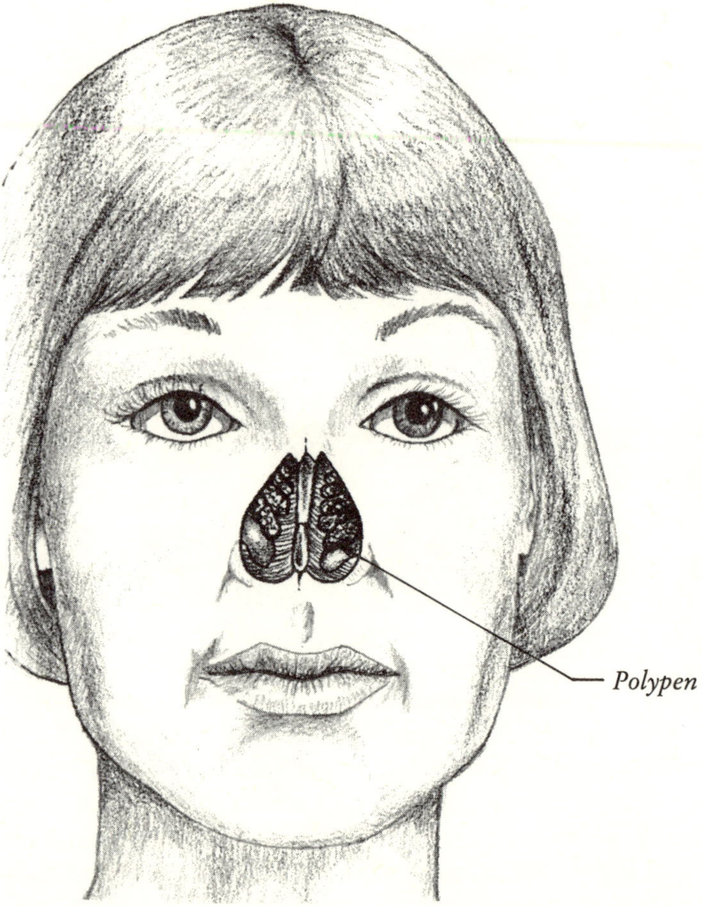

Polypen in der Nase können so groß werden, daß sie den Luftweg vollkommen blockieren

Reizstoffe: Schädlich sind auch gewisse Reizstoffe, denen man am Arbeitsplatz ausgesetzt ist, beispielsweise Staub oder Dämpfe oder negative Umweltveränderungen; auch diese Faktoren können zur Entzündung der Schleimhäute in der Nase und dadurch zur Behinderung der Luftwege führen. In den letzten Jahren hat sich zwar eine gewisse Sensibilisierung gegenüber umweltschädlichen Stoffen durchgesetzt, aber der Schaden, den wir immer noch der uns umgebenden Luft zufügen, ist noch lange nicht wirklich unter Kontrolle.

Vasomotorische Rhinitis: Dieses Krankheitsbild, das viele Patienten in meine Praxis geführt hat, geht auf ein Ungleichgewicht des autonomen Nervensystems zurück, das für die Durchblutung der Nasenschleimhäute zuständig ist; das heißt, daß in diesem Fall die empfindliche Balance der neuralen Kontrolle in den Schleimhäuten irgendwie durcheinandergerät. Kausale Faktoren sind etwa die Körperlage, Feuchtigkeit, Temperatur, Anstrengung, Gefühle. Das Ergebnis ist ein Anschwellen der Nasenmuscheln, jener knochigen Strukturen an den Naseninnenwänden. Die Symptome der vasomotorischen Rhinitis ähneln denen mancher Allergien mit chronischer Nasenverstopfung oder aber ständigem Nasenrinnen. Die genaue Ursache dieses Leidens ist noch nicht völlig klar, es scheint aber einen gewissen Zusammenhang mit Depressionen, chronischem emotionalem Streß und Angstzuständen zu geben.

Gewächse und Schwellungen: Daß Tumoren oder vergrößerte Adenome in Nase oder Nebenhöhlen zur Anschwellung und Blockierung der nasalen Luftwege führen können, leuchtet ein. Eines der ersten Symptome dafür dürfte verstärktes Schnarchen sein.

Anatomische Mißbildungen: Zu den häufigsten Verformungen gehören eine gekrümmte Nasenscheidewand und Polypen; beide können die Nasenatmung erheblich beeinträchtigen.

Die Nasenscheidewand (Septum) ist eine knochig-knorpelige Trennwand zwischen den beiden Nasenhöhlen. Eine Verletzung des Septums oder auch asymmetrischer Wuchs in der Kindheit führt unter Umständen zu unregelmäßiger Ausbildung dieser Hohlräume, was wiederum die Luftwege der Nase verengen kann.

Nasenpolypen sind örtliche Schwellungen in der Schleimhaut von Nase und Nebenhöhlen. Diese blassen, traubenartigen Auswüchse rufen, wenn sie in der Nase selbst wuchern, naturgemäß eine teilweise oder totale Blockierung der Luftwege hervor. Oft kommt es dann zu sekundären Infektionen der Nebenhöhlen mit chronischem Kopfschmerz und postnasalen Absonderungen. Viele Ärzte nehmen heute an, daß die meisten Polypen Allergien als Ursache haben.

Veränderungen im Nasen-Rachen-Raum: Im Raum hinter der Nase, dem Nasopharynx oder Nasen-Rachen-Raum, kann es zur Entstehung unterschiedlicher Tumoren kommen, die zu mehr oder minder starker Blockierung der Nase führen, gegebenenfalls auch zu Blutungen, Schmerzen, postnasaler Absonderung – und natürlich Schnarchen.

Warum schnarchen Männer häufiger als Frauen?

Bei allen Untersuchungen über das Schnarchen stößt man immer wieder auf die Tatsache, daß Männer sehr viel häufiger davon betroffen sind als Frauen. Die Angaben variieren zwar von einer Studie zur anderen, aber im allgemeinen kann man sagen, daß das Verhältnis schnarchender Männer zu Frauen etwa zehn zu eins beträgt.

Wir vermuten, daß erstere eher dazu neigen, Fettzellen zu entwickeln, die sich mit fortschreitendem Alter immer mehr füllen und schlaff werden und so zum Schnarchen führen. Diese Tendenz läßt sich vor allem auf das männliche Hormon (Androgen) zurückführen, das den Appetit und als Folge davon Gewichtzunahme und Salzspeicherung fördert – was alles Schnarchen auslösen kann. Der typische Schnarcher ist nach ärztlicher Meinung ein großer, kräftig gebauter Mann von vierzig bis fünfzig, der in letzter Zeit zugenommen hat und sich außer seiner Normaltätigkeit nicht regelmäßig bewegt.

Dagegen soll das weibliche Hormon (Östrogen) durch Anregung der Atmung das Schnarchen bei Frauen eher verhindern. Dafür spricht auch der Umstand, daß Frauen nach der Menopause sehr viel eher zum Schnarchen neigen. Zusammenfassend kann man sagen, daß jeder Faktor, der die oberen Luftwege verengt oder verlegt und das erschlaffbare Gewebe in größeren Kontakt mit dem Luftstrom bringt, das Schnarchen begünstigt – jenes Geräusch, das entsteht, wenn dieses Gewebe im Atmungsprozeß schnell und unkontrolliert zu vibrieren beginnt.

Die Diagnostizierung der Ursachen des Schnarchens bedeutete nicht nur einen Durchbruch auf dem Gebiet der Schlafmedizin, sondern auch einen wertvollen Beitrag zur Steigerung der Lebensqualität der Betroffenen; denn erst wenn wir die Gründe erkannt haben, sind wir in der Lage, eine Therapie zu erarbeiten. Aber schon während der Übergangsphase von der Diagnose zur Therapie können wir die Schnarcher aus der frustrierenden Welt der Bromide und mechanischen Foltergeräte befreien und sie in die wissenschaftliche Welt der geordneten medizinischen Diagnose und Behandlung führen.

Bevor wir uns nun eingehend mit letzterer befassen, müssen wir zuerst die vielen Nebenwirkungen des Schnarchens beleuchten. Erst dann können wir entscheiden, wann der Schnarcher medizinischen Beistand braucht und welcher Art dieser sein soll. Die Medizin hat jetzt erkannt, daß die Behandlung des Schnarchens oft um mehr als nur die Behebung einer lästigen Störung der Mitmenschen beinhaltet – oft geht es darum, ein Leben zu retten.

3
Die düstere Seite des Schnarchens

Bei manchen Menschen ist Schnarchen mehr als nur ein höllischer Lärm – es kann zusätzlich ein Hinweis auf eine ernste gesundheitliche Gefahr sein, die dem Betroffenen oft gar nicht bewußt ist. Mit anderen Worten: Schnarchen bedeutet oft nichts anderes als ein SOS-Zeichen des Körpers, daß er dringend ärztlicher Hilfe bedarf.

Andererseits ist nicht unbedingt jede Nebenerscheinung des Schnarchens Anlaß zu ernsthafter Besorgnis. Im *New England Journal of Medicine* erschien beispielsweise folgende amüsante, nicht untypische Geschichte:

In die Praxis von Dr. Neil Shear in Toronto kam ein 66jähriger Mann und klagte über Schmerzen in der rechten Wade. Der Arzt konnte sich die Ursache nicht erklären, verschrieb dem Patienten aber ein Schmerzmittel und ersuchte ihn, wiederzukommen, falls die Schmerzen nicht nachließen. »Einige Nächte später«, berichtete Dr. Shear in seinem Brief an das Journal, »erwachte der Patient kurz nach dem Einschlafen, und zwar durch einen stechenden Schmerz in der rechten Wade, hervorgerufen durch einen Tritt von seiner Frau. ›Warum trittst du mich dorthin‹, sagte er, ›das ist doch genau die Stelle, wo mich die Wade schmerzt!‹ ›Du hast schon wieder geschnarcht‹, antwortete sie, ›und deswegen verpasse ich dir immer dann dorthin einen Tritt, damit du aufhörst.‹«

Aber viele Symptome und Leiden, die mit dem Schnarchen in Zusammenhang stehen, sind nicht so leicht zu klären wie der Wadenschmerz dieses 66jährigen Kanadiers. Die

Schlafstörungszentren auf der ganzen Welt präsentieren tagtäglich neue Beweise dafür, daß Schnarchen meist keine isolierte, störende Unart ist, sondern vielmehr Anzeichen für und Hinweis auf ein verborgenes medizinisches Problem.

Vom Schnarchen erschöpft

Im Jahr 1984 erstellte eine Klinik in Washington D. C. eine Studie über das Verhalten von erwachsenen starken Schnarchern und ihren Partnern. Wie erwartet, fanden sich dabei Kommentare wie »... vertreibt seine Frau aus dem gemeinsamen Schlafzimmer« oder »... Freundin will ihn nicht heiraten«.

Vom medizinischen Standpunkt aus waren Bemerkungen wie »... schläft im Büro ein« oder »... ist den ganzen Tag schläfrig« oder »... sinkt mitten im Abendessen in Schlaf« von größerem Interesse. Derartige Symptome weisen nämlich darauf hin, daß Schnarchen nicht nur mit Lärmbelästigung zu tun hat, sondern irgendwie auch mit Erschöpfung in Verbindung steht.

Das war allerdings nicht das erste Mal, daß Schnarchen in Verbindung mit anderen medizinischen Problemen gebracht wurde. Schon 1837 las man in den *»Nachgelassenen Papieren des Pickwick-Clubs«* von CHARLES DICKENS von einem sehr dicken Jungen, der einschlief und dabei »leicht schnarchte«, während er stehend an eine Tür klopfte. Diese Charakterzeichnung fand sogar Aufnahme in die medizinische Literatur.

Fast ein Jahrhundert später schuf Sir WILLIAM OSLER, berühmter Arzt und Professor an der John-Hopkins-Universität für Medizin, den Ausdruck »Pickwick-Syndrom« für schwergewichtige Patienten mit einem auffallenden Hang zur Schläfrigkeit.

Aber der Zusammenhang zwischen Schläfrigkeit, Übergewicht und Schnarchen war damals noch nicht klar.

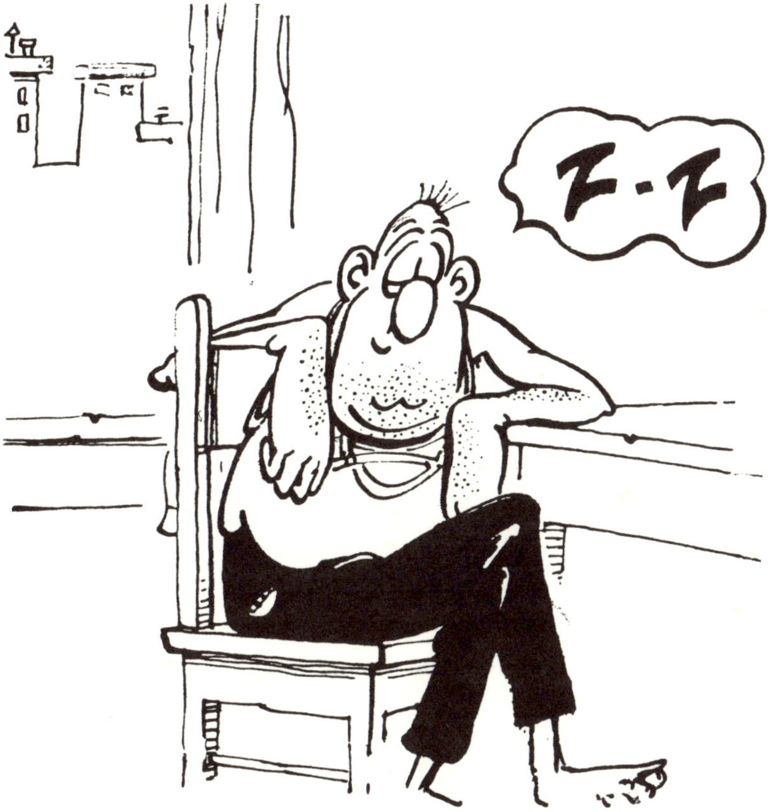

Nach einer Nacht mit obstruktiver Schlaf-Apnoe ist man am nächsten Morgen groggy

Wenn Schnarchen einem den Atem raubt

Diese Wechselbeziehung wurde zum ersten Mal in einem Artikel, der im Jahr 1965 erschien, festgestellt. Darin war von einem übergewichtigen Patienten die Rede, der über ständige Erschöpfung und Schläfrigkeit klagte – und außerdem ein gewaltiger Schnarcher war. Und bei seinem nächtlichen Schnarchen kam es immer wieder zu Phasen, in denen er einfach zu atmen aufhörte. Das führte zur Erkenntnis, daß manche Patienten, bei denen man bisher Narkolepsie oder Schlafsucht diagnostiziert hatte, in Wirklichkeit an einer Obstruktion der Atemwege litten, was nächtliche Erstickungsanfälle auslöste, die wiederum exzessive Schlafneigung während des Tages nach sich zogen.

Gestützt auf diese Entdeckung, schlug der berühmte Schlafforscher ELIO LUGARESI im Jahr 1972 für dieses Krankheitsbild die Bezeichnung »Hypersomnie mit periodischer Apnoe« vor. Als alternative Beschreibung wählte er den bildhaften Ausdruck von der »Krankheit des starken Schnarchers«. Schließlich wurden drei Jahre später auf einem Schlafstörungskongreß die Bezeichnungen »Schlaf-Apnoe« und »Schlaf-Apnoe-Syndrom« als medizinischer Terminus für diese Phänomene gewählt. Das Wort »Apnoe« kommt aus dem Griechischen und bedeutet »aus Atemmangel«.

Allerdings sind nicht nur Schnarcher davon betroffen. Kurze Apnoen, die nicht länger als zehn Sekunden dauern, können auch bei gesunden Nichtschnarchern vom Säugling bis zum Erwachsenen vorkommen. Solange sie nicht öfter als zwanzig- bis dreißigmal pro Nacht auftreten, gelten sie als normal, nehmen aber mit fortschreitendem Alter wie auch nach dem Konsum von Alkohol oder der Einnahme von Beruhigungsmitteln vor dem Schlafengehen zu.

Mit der Entwicklung feiner Meßmethoden zum Studium von schlafbezogenen Atemstörungen konnten die Forscher verschiedene Formen der Schlaf-Apnoe identifizieren und in Kategorien einteilen:

Obstruktive Schlaf-Apnoe (OSA): Durch Verlegung oder Erschlaffung der Muskulatur der oberen Atemwege ist die Atmung blockiert, so daß trotz aller Anstrengungen des Schläfers keine Luft durch Nase oder Mund gelangt.

Zentrale Schlaf-Apnoe: Die Bewegung des Zwerchfells (jenes Muskels, der die Brust- von der Bauchhöhle trennt) setzt vorübergehend aus. Dieser Apnoe-Typus wird im allgemeinen mit einer Störung des Atemzentrums im Zentralnervensystem in Verbindung gebracht. Eine seltene, aber tragische Form der zentralen Apnoe heißt »Undines Fluch«; hervorgerufen wird sie durch ein primäres Versagen des Atemzentrums im Gehirn und führt oft zum plötzlichen Tod im Schlaf. Allerdings sind einige Wissenschaftler in den Schlafkliniken der Meinung, daß viele Todesfälle, die man früher auf zentrale Apnoe zurückführte, in Wirklichkeit durch Atem-Obstruktionen verschuldet wurden. Über neunzig Prozent aller Schlaf-Apnoen gehen auf Obstruktionen der oberen Atemwege zurück. Das Versagen der zentralen Atemsteuerung ohne Obstruktion der oberen Luftwege steht hinter relativ wenigen Apnoe-Fällen.

Gemischte Schlaf-Apnoe: Hier handelt es sich um eine Kombination von obstruktiver und zentraler Apnoe. In praktischer Hinsicht rechnet man die gemischte Apnoe jedoch zu den obstruktiven Apnoen.

Zu diesem Thema gibt es noch mehrere Variationen. Wir sprechen beispielsweise von einer unvollständigen Apnoe, wenn der Atemstrom um mehr als die Hälfte reduziert wird. Diesem als »Hypopnoe« bezeichneten Phänomen mißt man die gleiche Bedeutung bei wie der Apnoe. Auch bei den Hypopnoen unterscheidet man obstruktive, zentrale und gemischte Formen.

Liebling, wach auf – du erstickst!

Schnarchen und OSA entwickeln sich nicht gleichzeitig. Schweres, gewohnheitsmäßiges Schnarchen bildet im allgemeinen den Vorläufer der OSA. Sobald schweres Schnarchen einmal zur Gewohnheit wurde, geht die Tendenz dahin, daß es sich weiter intensiviert, gleichzeitig häufen sich auch die Atemstillstände im Laufe der Nacht. Mit jeder

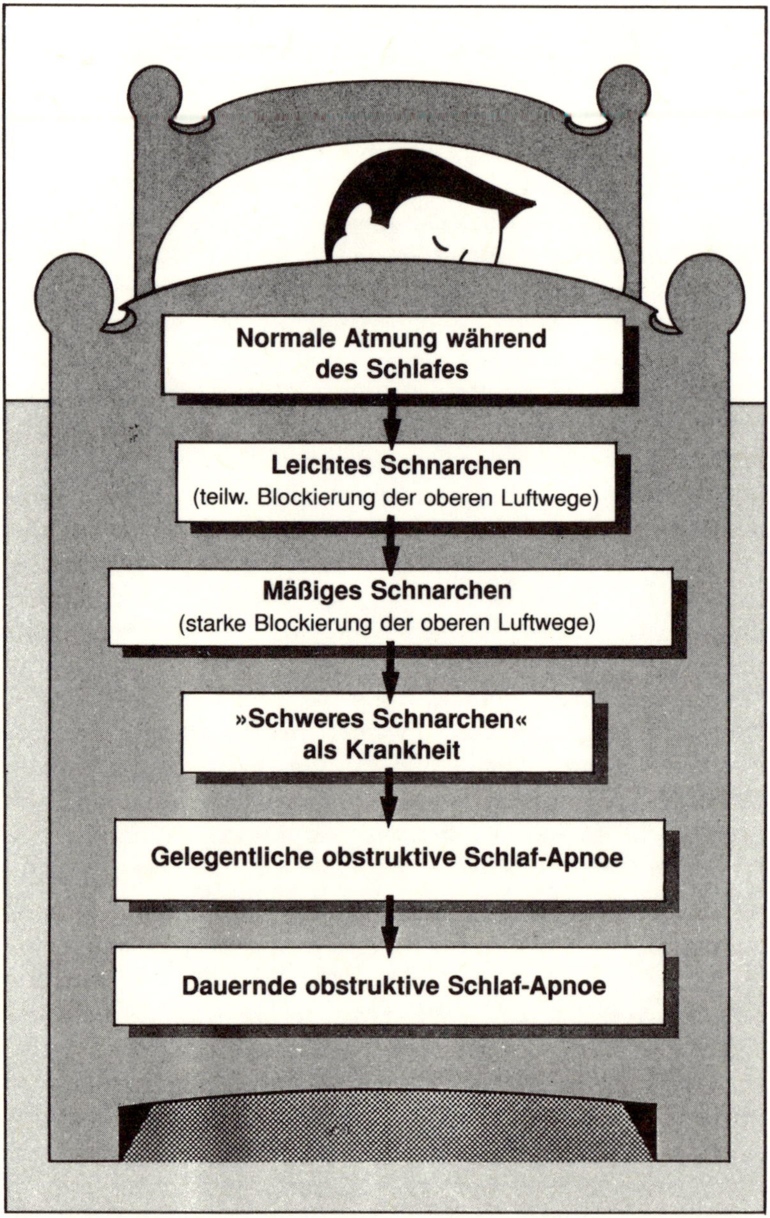

Entwicklung der obstruktiven Schlaf-Apnoe

dieser wiederholten Apnoen verstärkt sich der Sauerstoffmangel des Schläfers, bis er schließlich bei jeder Apnoe aufwacht. Das sind die Momente, die den Schlafpartner des Schnarchers zur Verzweiflung bringen – er hat offenbar zu atmen aufgehört! Und genau das ist schließlich auch passiert.

Wenn dann die normale Atmung wieder aufgenommen wird, überwindet der Schnarcher die erstickende Wirkung der OSA und schläft ein, worauf sich das Ganze wiederholt – in schweren Fällen mehrere hundert Male pro Nacht.

Bei fast allen Fällen von OSA liegt der primäre Obstruktionsherd im hinteren Rachenraum (Pharynx). An einem bestimmten Punkt führt die Einatmung dort zum Kollaps der Muskulatur, wodurch der Luftweg verlegt wird. Dieser wird im Schlaf durch die kombinierte Wirkung von Muskelerschlaffung, Anschwellen der Schleimhäute und dem Zurücksinken der Zunge aufgrund der Schwerkraft ja ohnehin schon ziemlich verengt.

Anatomische Abnormitäten in den oberen Luftwegen, wie etwa stark vergrößerte Mandeln oder eine dicke Zunge, können die Entwicklung von OSA weiter begünstigen,

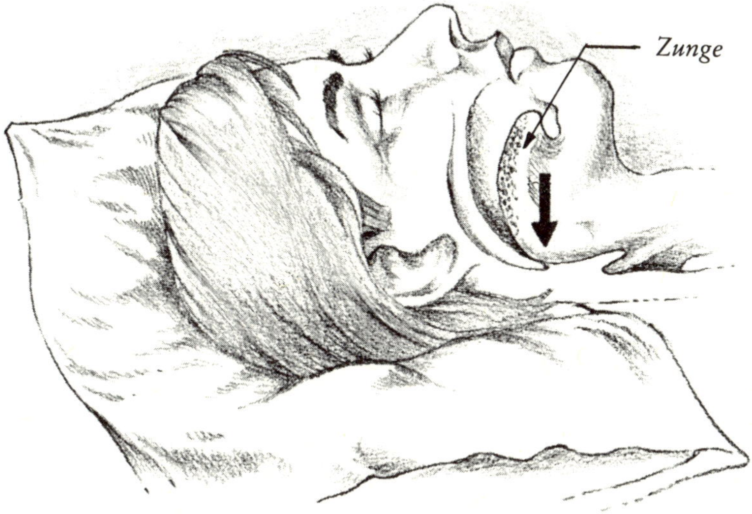

Die Zunge sinkt im Schlaf nach hinten

wenngleich die meisten Patienten keine derartigen Veränderungen aufweisen. Allerdings findet man bei den meisten OSA-Patienten zumindest einen oder zwei der angeführten Faktoren, und vor allem sind die meisten von ihnen übergewichtig.

Wir wissen nicht genau, auf welche Weise Übergewicht die oberen Luftwege beeinflußt. Sicher ist, daß Fettablagerungen im Hals zu einem starken Außendruck auf die Halswände führen. Der schwammige, leicht erschlaffbare Pharynx von schweren Schnarchern mit Übergewicht zeigt ihr Schnarchen als ein Zwischenstadium zwischen ganz normal ausgebildeten oberen Luftwegen und der Entwicklung von OSA.

Mit steigendem Alter erschlafft auch die Muskulatur der oberen Luftwege; in Verbindung mit den durch das Schnarchen hervorgerufenen Vibrationen kommt es dann zu jenem Gewebekollaps, der die Luftwege gänzlich verlegt.

Schließlich kann jede nasale Behinderung des Atemstroms beim Einatmen einen zusätzlichen Vakuumeffekt im hinteren Rachenraum hervorrufen und dadurch zum Kollaps der Rachenmuskulatur führen, was sich mit dem Absaugen von Luft aus einer Papiertüte vergleichen läßt.

Wie der Körper auf eine Apnoe reagiert

Wenn ein Schnarcher bei einer Apnoe zu atmen aufhört, ereignet sich in seinem Körper eine Reihe von chemischen Veränderungen und Vorgängen. Zunächst einmal sinkt das Sauerstoffvolumen des Blutes (Hypoxie), wogegen der Gehalt an Kohlendioxyd (Hyperkapnie) steigt und der Säure-Basen-Status des Blutes sich verändert. Das hat auf die Atmung etwa die gleiche Wirkung, als ob man seinen Kopf unter Wasser halten würde.

Der Sauerstoffgehalt im Blut eines Schnarchers mit OSA sinkt mit steigender Dauer der Verlegung der oberen Luftwege. Jede chronische Krankheit oder auch eine Schwellung

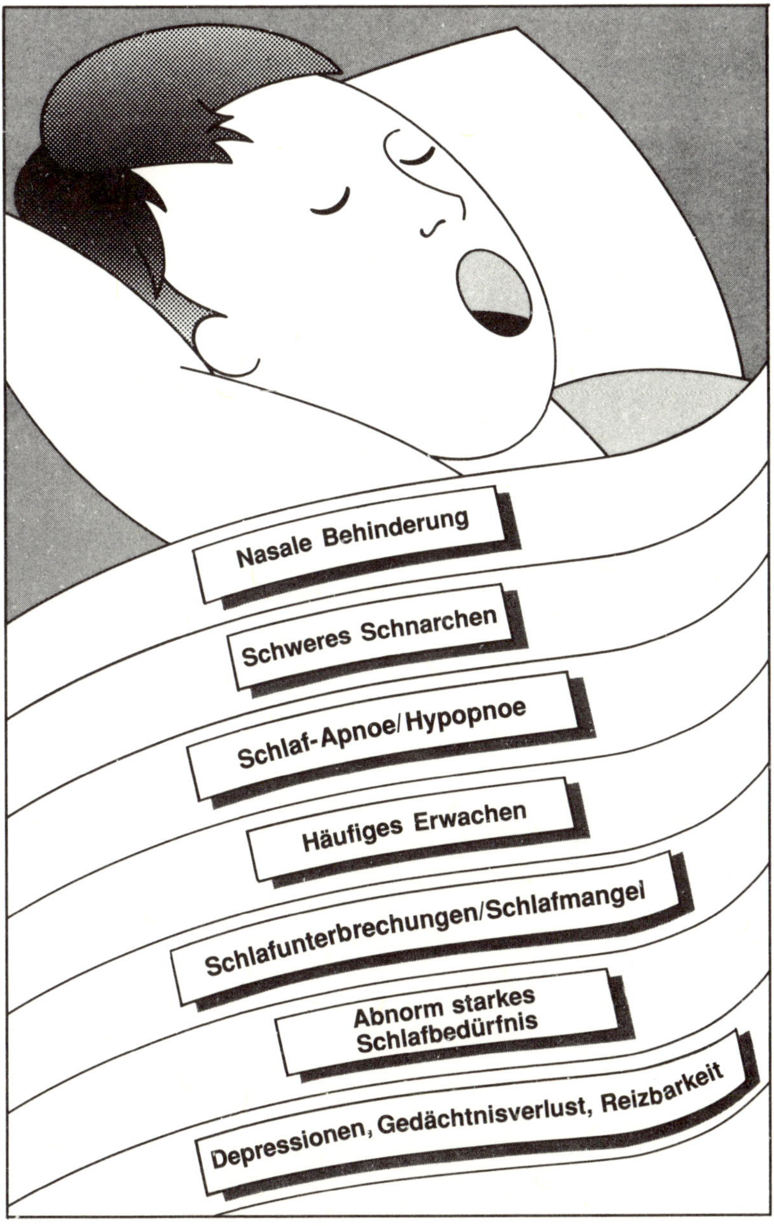

Folgen von nasaler Behinderung und Schlafstörungen

der Lungenmembranen, wie sie bei starken Rauchern oder Asthmatikern vorkommt, erhöht den Sauerstoffmangel während jeder einzelnen OSA-Episode.

Wenn nun der Kohlendioxydgehalt im Körper des Schnarchers während einer OSA-Episode über ein bestimmtes Niveau ansteigt, dann bewirkt ein Kontrollmechanismus im Gehirn, daß der Schnarcher aufwacht und das Atemhindernis beseitigt. Dieser Zustand dauert nur wenige Sekunden; dem Schläfer wird es meist gar nicht bewußt, daß er kurz wach war. Und selbst wenn er es merkt, weiß er nicht, daß er das einer biologischen, lebensrettenden Reaktion zu verdanken hat. Sein besorgter Partner ist inzwischen meist schon hellwach und lauscht nervös auf seine Atemzüge: schweres Schnarchen ... Stille ... kein Atem ... ein tiefes Aufschnarchen ... unruhige Körperbewegungen ... fällt zurück in tiefen Schlaf ... Schnarchen setzt wieder ein. Und so geht es die ganze Nacht hindurch.

Der Schlaf des Schnarchers wird von diesen kurzen Unterbrechungen, die Hunderte von Malen im Lauf einer einzigen Nacht vorkommen können, völlig zerhackt. Das Aufwachen dazwischen regt ihn zwar zum Atmen an und rettet ihm damit eigentlich das Leben, bringt ihn aber gleichzeitig um jede Schlafqualität. Stellen Sie sich vor, wie Sie sich am Morgen wohl fühlen, wenn die ganze Nacht hindurch alle zehn bis fünfzehn Minuten das Telephon läutet. Forscher nehmen an, daß diese Schlafstörungen beziehungsweise Schlafmangel und Unterbrechung des REM-Schlafstadiums für viele gesundheitlichen Probleme verantwortlich sind, die im Gefolge des Schlaf-Apnoe-Syndroms auftreten.

Für Herzkranke ist es beispielsweise wirklich gefährlich, wenn sie so stark schnarchen, daß es zu OSA kommt. Durch das Absinken des Sauerstoff- und Ansteigen des Kohlendioxydgehalts im Blut werden Herz und Blutgefäße stark in Mitleidenschaft gezogen. Verlangsamter Puls und Herzrhythmusstörungen, wie sie häufig als Folge eines niedrigen Sauerstoffspiegels und einer Säure-Basen-Änderung im Blut

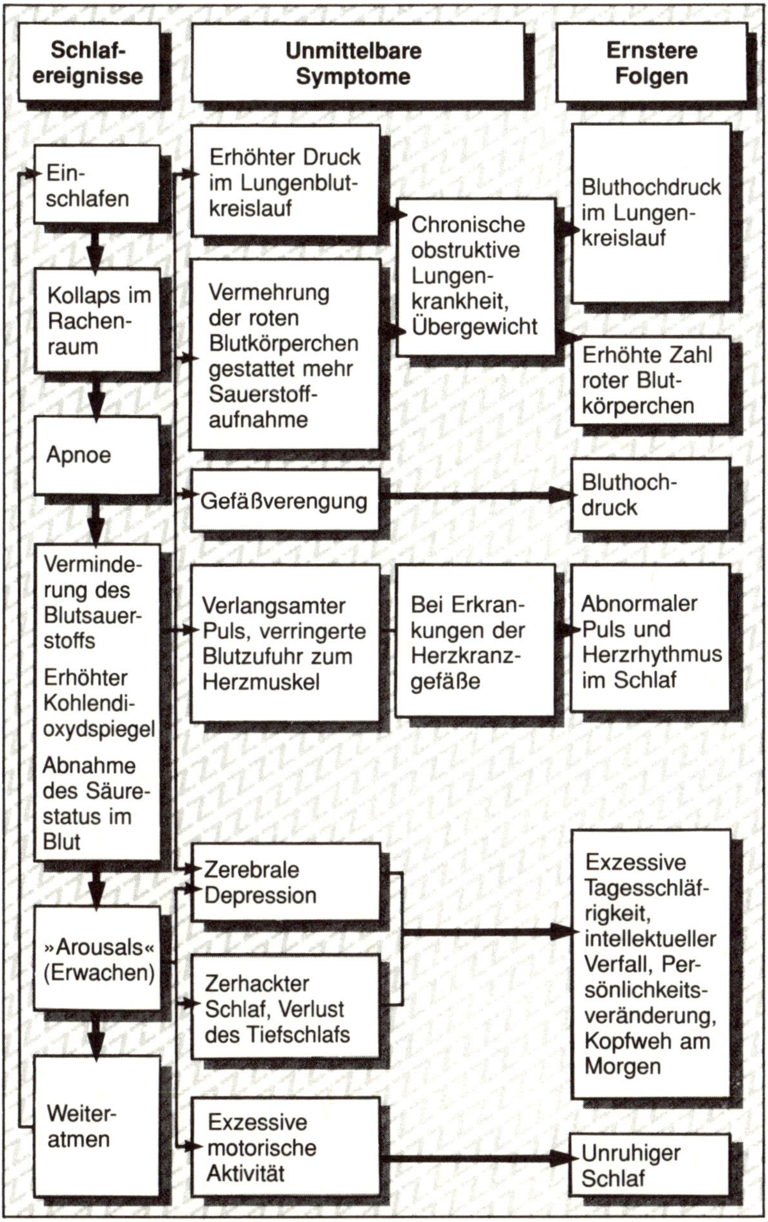

Ursachen und Wirkungen der obstruktiven Schlaf-Apnoe

auftreten, rufen unter Umständen Herzanfälle und sogar Herzstillstand im Schlaf hervor. Wenn der Schnarcher auch noch an einer Verengung der zum Herzen führenden Blutgefäße leidet (Ischämie), dann droht ihm durch die nächtliche Schlaf-Apnoe ernste Lebensgefahr.

Eine bereits längere Zeit bestehende OSA mit den Folgeerscheinungen eines niedrigen Sauerstoffspiegels und einer Beeinträchtigung der Herzmuskelfunktion kann zu plötzlichem Herzversagen führen.

Anläßlich einer Studie mit einer großen Zahl von OSA-Patienten stellte sich heraus, daß über siebzig Prozent an Bluthochdruck litten. Die Ursache dafür liegt möglicherweise in einem Blutdruckanstieg während jeder obstruktiven Apnoe-Phase, der in der Zeit des Wachseins nicht mehr ausgeglichen werden kann.

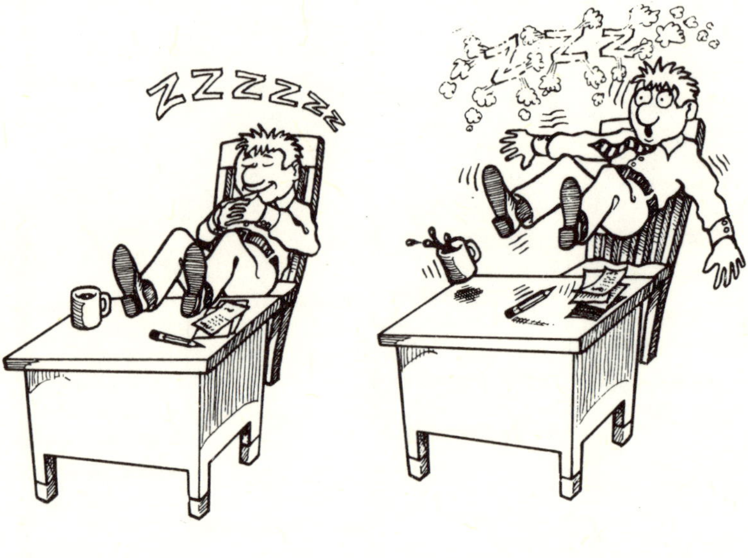

Sein lautes Schnarchen läßt Fritz in der Nacht keine Ruhe – ja nicht einmal sein Nickerchen nach Tisch kann er genießen

Diagnose: Insomnie – falsch!

Die Aufwachreaktion während der nächtlichen Apnoe-Episoden ist begleitet von Unruhe, oft auch von exzessiven Arm- und Beinbewegungen. Diese heftigen Schlafunterbrechungen durch verminderten Sauerstoffspiegel und REM-Schlaf sind die Ursache für viele charakteristische OSA-Symptome wie Tagesschläfrigkeit, Stimmungsschwankungen, Gedächtnisstörungen und Depressionen. Pech für den leidenden Schnarcher: ebendiese typischen OSA-Merkmale werden oft fälschlich als Zeichen von krankhafter Schlaflosigkeit, das heißt als Insomnie, diagnostiziert.

Ein großer Teil der OSA-Patienten leidet unter starken morgendlichen Kopfschmerzen. Nach Meinung vieler Ärzte ist dies entweder auf Bluthochdruck zurückzuführen oder beruht auf der erweiternden Wirkung auf die Blutgefäße im Gehirn, die vom abnormal hohen Kohlendioxydspiegel im Blut während der Schlaf-Apnoen ausgeht.

Ein anderes häufig falsch interpretiertes Symptom von OSA ist Impotenz. Wir sehen die Ursache dafür vor allem in der kombinierten Wirkung von Schlafmangel und Depression aufgrund eines über einen längeren Zeitraum niedrigen Sauerstoffspiegels (Hypoxie), wie man ihn auch bei Patienten mit chronischen Lungenerkrankungen beobachten kann.

Etwa achtzig Prozent aller OSA-Patienten berichten über Anfälle von Schläfrigkeit tagsüber. Die diesbezüglichen Auslöser sind Hypoxie und Schlafmangel oder -zerhackung, die mit der Stärke der nächtlichen Atembehinderung natürlich immer mehr zunehmen und dabei auch im Gefühlsleben Symptome wie Stimmungsschwankungen, Nachlassen des Intellekts und Depression nach sich ziehen. Zusammen mit diesen geistigen und emotionalen Veränderungen führt die körperliche Beeinträchtigung durch die exzessive Schläfrigkeit während des Tages zu Problemen am Arbeitsplatz, zu einem erhöhten Risiko hinsichtlich Verkehrs- oder Arbeitsunfällen und zu Schwierigkeiten in den mitmenschlichen

Beziehungen, vor allem in Ehe oder Partnerschaft. Einer meiner Patienten gab zu, seine Autobahnausfahrt um dreißig Kilometer verpaßt zu haben, weil er sich irgendwie selbst auf Automatik umgestellt hatte. Vielleicht das eindrucksvollste Beispiel für diese exzessive Schlafanfälligkeit ist jener Las-Vegas-Spieler, der mitten im Pokern von einem Ausspielen zum anderen immer wieder einschlief, laut schnarchend, ohne sich dabei von Lärm und Aufregung im Casino stören zu lassen. Bedauerlicherweise werden diese Symptome immer wieder psychologisch und nicht, wie es richtig wäre, physiologisch interpretiert.

Schlaf-Apnoe verwirrt das Gehirn

Wer schon lange an OSA leidet, tut sich oft auch schwer mit allem, was eine Denkleistung voraussetzt. So war beispielsweise im *Wall Street Journal* die Geschichte des ROBERT LEGAN zu lesen, eines Experimentalphysikers bei *Texas Instruments*, der mehrere Jahre lang schlecht schlief und im Laufe der Zeit die Fähigkeit verlor, abstrakte Probleme zu lösen. »Ich versuchte zum Beispiel, eine Gleichung aufzustellen, und mußte dazu in Büchern nachsehen«, sagte er. »Und selbst dann fand ich es schwierig, Dinge zu verstehen, die mir zwei Jahre zuvor vollkommen klargewesen waren.« Bei der folgenden Untersuchung in einem Schlafstörungszentrum stellte sich heraus, daß Legan an Schlaf-Apnoe litt.

Leider besitzen wir noch immer keine Kenntnisse darüber, wie oft Schnarchen zu OSA führt. »Wir wissen, daß in diesem Land«, erklärt DAVID FAIRBANKS, Professor an der Medizinischen Fakultät der George-Washington-Universität, »etwa einer von acht Menschen schnarcht. Wir sind aber nicht darüber im Bilde, wie groß der Prozentsatz jener ist, die später einmal an Schlaf-Apnoe leiden. Nach unserer Annahme haben etwa drei Millionen Amerikaner OSA, von denen jährlich zwei- bis dreitausend im Schlaf daran sterben.«

Was Schlafstörungen die Firmen kosten

Schlafstörungen – egal, ob sie auf unregelmäßige Schichtarbeit oder auf medizinische Ursachen zurückgehen – kosten die Geschäftswelt jährlich ungefähr siebzig Milliarden Dollar an Produktivitätsausfällen, riesigen Ärzterechnungen und vermeidbaren industriellen Arbeitsunfällen. Besonders alarmierend sind Schlafstörungen dort, wo die öffentliche Sicherheit auf dem Spiel steht. Forscher sind der Ansicht, daß die Betriebe es sich bald nicht mehr leisten werden können, das Problem zu ignorieren, denn hier geht es um gewaltige Summen und nicht zuletzt um Menschenleben.
The Wall Street Journal, 7. Juni 1988

Bei einer Schlaf-Apnoe wird der Luftstrom durch Nase und Mund mindestens zehn bis fünfzehn, oft sogar dreißig bis vierzig Sekunden lang unterbrochen. In schweren Fällen dauert die Blockierung der Luftzufuhr sechzig Sekunden und länger. Apnoe-Patienten sind überrascht, ja entsetzt, wenn sie diese Messungen auf ihren Schlaftest-Befunden sehen, und wenden oft ein, daß sie im Wachen ihren Atem niemals auch nur im entferntesten so lange anhalten könnten.

Die Erklärung dafür liegt in der Tatsache, daß der Sauerstoffverbrauch des Körpers im Schlaf niedriger ist als im Zustand aktiven Wachseins. Man könnte das mit geringem Benzinverbrauch bei einer Bummelfahrt und Treibstoffverschwendung während des Rasens auf der Autobahn vergleichen.

Aber es gibt viele Schnarcher, die nicht an Schlaf-Apnoe leiden, und andererseits können auch Nichtschnarcher OSA haben. Eine große Gruppe von Apnoe-Patienten zeigte bei einer Untersuchung an der Universität Stanford folgende Symptomverteilung: 96 Prozent schnarchten sehr laut; 44 Prozent litten an exzessiver Schläfrigkeit tagsüber; 24 Pro-

Beeinträchtigt Schnarchen den Verstand?

Dr. A. Jay Block konnte experimentell nachweisen, daß das Schnarchen Verstand und Denkleistungen im Wachzustand beeinträchtigen kann.

Die Testergebnisse, die anläßlich einer Konferenz der American Society of Chest Physicians im Jahr 1985 in Anaheim, Kalifornien, vorgestellt wurden, bezogen sich auf schwere Schnarcher, die man im Hinblick auf die Beeinträchtigung des Gehirns durch Sauerstoffmangel untersucht hatte. Die Testpersonen wurden während der Nacht an entsprechende Instrumente angeschlossen. Am nächsten Morgen teilte man sie in drei Gruppen: erstens jene, die weder Atemstillstand noch erniedrigte Sauerstoffwerte aufwiesen, zweitens jene, bei denen das gelegentlich vorkam, und drittens jene, bei denen diese Zustände häufig auftraten.

Intelligenzquotient, Gedächtnisleistungen und verbale Ausdrucksfähigkeit sanken in direktem Verhältnis zum Sauerstoffmangel, oder anders gesagt: Jene Testpersonen, welche die meisten Apnoen erlitten hatten, schnitten am nächsten Tag bei allen Tests über Intelligenz, Reaktionszeit und visuelle Koordination am schlechtesten ab.

»Damit möchte ich nicht sagen, daß Schnarchen verblödet«, erklärte Dr. Block, »aber es ist möglich, daß man seine Fähigkeiten nicht mehr voll ausschöpfen kann. Man wird einfach etwas langsamer.«

Interessant an diesem Test war, daß nahezu die gesamte Testgruppe aus Studenten oder Professoren bestand, also aus Personen, die ihr Arbeitsleben auf einem hohen intellektuellen Niveau gestalten mußten.

zent hatten Depressionen; 36 Prozent litten an einer verminderten intellektuellen Funktionsfähigkeit; 56 Prozent hatten einen zu hohen Blutdruck; 23 Prozent klagten über Impotenz; und acht Prozent litten an Enuresis (Bettnässen).

Leider stellte sich bei Untersuchungen heraus, daß Schlaf-

Apnoe viel weiter verbreitet ist, als man früher annahm. 1988 verschickten Wissenschaftler der Universität Uppsala in Schweden 4064 Fragebogen mit Erkundigungen nach Schlafgewohnheiten, Schnarchen und exzessivem Schlafbedürfnis an eine nach dem Zufallsprinzip ausgewählte Gruppe von Männern zwischen dreißig und neunundsechzig Jahren in einer bestimmten Stadt. 3201 schickten die Formulare ausgefüllt zurück, von ihnen bekannten sich 690 als gewohnheitsmäßige Schnarcher, 236 waren tagsüber häufig von Schläfrigkeit befallen.

In der zweiten Phase dieser Studie wurden 156 Teilnehmer, die das Forscherteam nach der Schwere ihrer Symptome ausgewählt hatte, zu einem nächtlichen Schlaftest eingeladen. Die Tests erfolgten schließlich an 61 Personen, von denen sich 15 als OSA-Patienten herausstellten.

Überträgt man diese Ergebnisse auf die Bevölkerung im ganzen, dann, so folgerten die Forscher, müßten, vorsichtig geschätzt, mindestens 1,3 Prozent aller männlichen Schweden zwischen dreißig und neunundsechzig unter OSA zu leiden haben – über 25 000 Menschen also.

Eine andere Zwei-Phasen-Untersuchung bezüglich der Häufigkeit von Schlaf-Apnoe in Verbindung mit exzessiver Schläfrigkeit erbrachte unter Industriearbeitern in Israel ähnliche Resultate. Obwohl die Fragebogen sowohl an Männer als auch an Frauen gingen, meldeten sich ausschließlich männliche Schnarcher. Diese Studie kam zu dem Schluß, daß über drei Prozent aller männlichen israelischen Industriearbeiter unter Schlaf-Apnoe litten.

Wenn der Lebensstil zum Schnarchen führt

Wenn Ärzte bei jemand, der von OSA betroffen ist, eine falsche Diagnose stellen, dann kann das sowohl Körper als auch Seele des Patienten schwer belasten. Nehmen wir den Fall von Peter Jones, einem 57jährigen erfolgreichen Manager, der sein Leben auf der Überholspur führte. Sein

Terminkalender war angefüllt mit Vorstandssitzungen und Ferngesprächen, seine Arbeitsessen leitete er gern mit drei Martinis ein, um dem Druck dieser Mahlzeiten mit Vorstandschefs und Direktoren anderer Firmen gewachsen zu sein.

Peter wachte jeden Morgen mit einem dumpfen Kopfschmerz auf, aber daran hatte er sich bereits gewöhnt. Schwieriger waren die Nachmittage. Wenn er nach einem Geschäftsessen in sein Büro zurückkam, fielen ihm die Augen zu, und er konnte sich nicht konzentrieren. Die Abende waren noch schlimmer. Peter hatte zahlreiche gesellschaftliche Verpflichtungen – Wohltätigkeitsveranstaltungen, Dinnergesellschaften, Meetings in seinem Country Club, wo der Alkohol in Strömen floß. Bei den vielen Toasts und Ansprachen döste unser gestreßter Manager immer wieder ein.

Sein hektisches Leben ließ Peter keine Zeit für körperliche Betätigung – es sei denn an manchen Sonntagen ein bißchen Golf, aber auch diese »Sportart« war wieder nur ein Vorspiel für Drinks und Dinner in seinem Club.

Wenn Peter spät am Abend dann nach Hause kam, sank er sofort in tiefen Schlaf, der in heftiges Geschnarche ausartete, was seiner Ehe, die ohnehin schon unter seiner häufigen Abwesenheit litt, sicherlich nicht guttat. Peters Frau war zum Schlafen schon längst ins Gästezimmer übersiedelt, weil sie sonst kein Auge zutun konnte.

Infolge seiner sitzenden Lebensweise vergrößerte sich allmählich sein Leibesumfang. Sein Schnarchen steigerte sich dadurch nochmals um einige Phonstärken, davon bekam er noch mehr Kopfweh und nickte am Tag immer häufiger ein.

Als er schließlich erkannte, daß sowohl seine Gesundheit als auch seine Ehe auf dem besten Wege waren, zu Bruch zu gehen, konsultierte Peter einen Internisten, der »Überarbeitung« diagnostizierte, ihm Mäßigkeit beim Essen und Trinken empfahl, zu regelmäßiger Bewegung riet und ihm außerdem ein mildes Beruhigungsmittel verschrieb.

Nun nahm Peter zwar ab, aber seine Symptome verschlechterten sich weiter. Auf der Suche nach Heilung stieß er schließlich auf einen Lungenfacharzt, der sich unter anderem auch mit Schlafmedizin beschäftigt hatte. Dieser Mediziner erkannte endlich, daß Peters Symptome etwas mit Schlafstörungen zu tun hatten, und er wußte auch, daß die Beruhigungsmittel aufgrund ihrer muskelentspannenden Wirkung eine ohnehin schon schwere OSA noch weiter verschärften.

Mittels einer fachlich richtigen Therapie konnte Peters Leiden und die damit verbundene psychische Belastung schließlich doch noch behoben werden.

Apnoe bei Kindern

Untersuchungen in Schlafstörungszentren haben ergeben, daß auch bei Kindern Schnarchen zu OSA führen kann. Dabei beobachtete man in fast jedem Fall lautes Schnarchen, unterbrochen von kurzen Augenblicken der Stille. Nach diesen Apnoe-Perioden, in denen weder Nase noch Mund des Kindes vom geringsten Lufthauch passiert werden, hört man ein lautes, gebrochenes, gurgelndes Geräusch, begleitet von heftigen, unruhigen Bewegungen. Die Eltern beschrieben diese Kinder als unruhige Schläfer, die nur schwer aufzuwecken sind und sich, einmal erwacht, nur schwer orientieren. Recht häufig findet man Bettnässer darunter – was meist auf eine tiefe Erschlaffung der Muskulatur (Muskelhypotonie) zurückzuführen ist, die eintritt, sobald das Kind nach wiederholtem Hochschrecken in einen erschöpften Schlaf fällt.

Im Gegensatz zu vergleichbaren Erwachsenen sind Kinder, die heftig schnarchen, nicht unbedingt übergewichtig, sondern neigen eher zu Untergewicht und einer unterdurchschnittlichen Größe.

Die betroffenen Kinder büßen häufig einen Teil ihrer intellektuellen Fähigkeiten ein. Sie können sich nicht kon-

Was Sie über obstruktive Schlaf-Apnoe sicher noch nicht wußten

- Jedes Jahr sterben allein in den USA etwa dreitausend Menschen im Schlaf – aus Gründen, die direkt mit der obstruktiven Schlaf-Apnoe (OSA) in Beziehung stehen. In Europa sind es nicht weniger.
- Zwei Drittel aller von OSA Betroffenen leiden auch unter Bluthochdruck; und ein Drittel aller Hypertoniker hat OSA.
- Ein guter Rat für schläfrige Autofahrer: Die nach Alkohol zweitwichtigste Ursache für Verkehrsunfälle ist exzessive Tagesschläfrigkeit. Besonders gefährdet sind dabei OSA-Patienten – deren Gefährdung sich noch dadurch erhöht, daß ihr Leiden meist erst nach einem schweren Unfall wirklich erkannt wird.
- Schlafabhängige Störungen und Krankheiten kosten die Wirtschaft weltweit jährlich an Unfallsschäden, Arzthonoraren und ausgefallener Produktivität ungefähr siebzig Milliarden Dollar.

zentrieren, sind unaufmerksam und werden dafür womöglich noch bestraft, weil man ihr Verhalten irrtümlicherweise als Gleichgültigkeit und Desinteresse interpretiert. Ältere Kinder klagen am Morgen manchmal über Kopfschmerzen. Zu den häufigsten Ursachen von Schnarchen und Schlaf-Apnoe bei Kindern zählen anatomische Abnormalitäten in den oberen Luftwegen, das heißt vor allem vergrößerte Mandeln und Polypen. Auch fazio-kraniale (Gesicht und Kopf betreffende) Unregelmäßigkeiten wie ein besonders kleiner oder fliehender Unterkiefer, eine habituell schlaffe Muskulatur (wie beim Down-Syndrom = Mongolismus) oder eine chronisch verstopfte Nase (durch Allergie oder Infektion) können zur Entwicklung der Schlaf-Apnoe führen.

Kindern mit OSA haben ebenso wie Erwachsene viele Symptome, die der behandelnde Arzt oft übersieht oder falsch interpretiert. So kommen beispielsweise Untergewicht und Mattigkeit bei vielen Kindern vor, auch Lernschwierigkeiten und Unaufmerksamkeit in der Schule sind ja nicht gerade selten.

Johnny, der schnarchende Fünfjährige

JOHNNY WHITE war ein fünfjähriger Junge, dessen Geschnarche zum Gespött der Familie wurde – nur sein älterer Bruder, der mit ihm im selben Zimmer schlief, konnte nicht mitlachen.

Johnny sah höchstens halb so alt aus, wie er wirklich war. Er war dünn und knochig und hatte dunkle Ringe unter den Augen, und war immer matt und müde, ganz besonders am Nachmittag und Abend. Dann wurde er reizbar, stocherte in seinem Essen herum, schob das Fleisch fort und interessierte sich nur für Brei und Flüssigkeiten.

Seine Eltern hatten schon alles mögliche probiert, kein Vitaminpräparat und keine Eiweißzusatznahrung unversucht gelassen, aber ohne jeden Erfolg. Der Kinderarzt stellte vergrößerte Rachenmandeln fest und schickte Johnny zu mir. Die Mandeln wurden entfernt, und schon in der ersten Nacht nach der Entlassung aus dem Krankenhaus schlief er zwölf Stunden durch, tief und fest und ohne Schnarchen. Innerhalb weniger Wochen hatte er ein paar Kilogramm zugenommen, fühlte sich am Tag nicht mehr so zerschlagen, die dunklen Ringe unter den Augen verschwanden, und binnen kurzer Zeit hatte er sich zu einem liebenswerten kleinen Burschen gemausert.

Da Schnarchen immer noch eher als schlechte Gewohnheit gesehen wird denn als medizinisches Problem, wird vieles zu selten ein geeigneter Facharzt um Rat gefragt. Bluthochdruck, Impotenz, Depression, jähe Stimmungsschwankungen und dergleichen werden leider viel zu häufig vom Schnarcher selbst mißverstanden und vom Arzt falsch interpretiert, und so vergehen oft Jahre mit der vergeblichen Suche nach der richtigen Therapie. Jetzt verstehen wir auch,

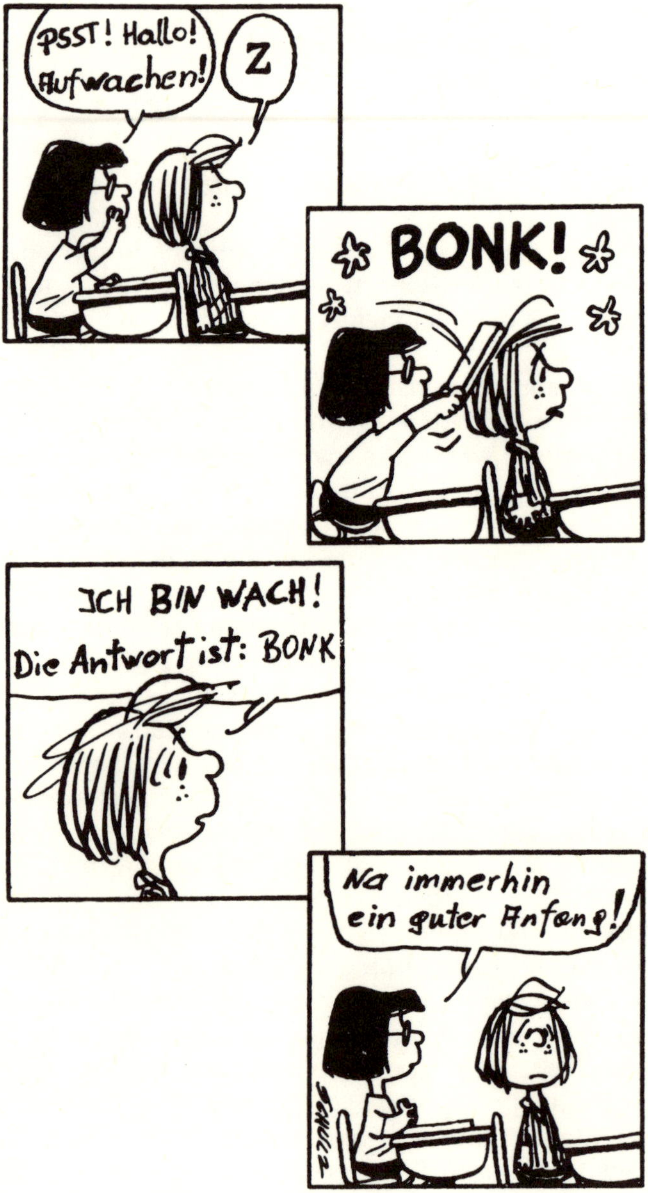
PSST! Hallo! Aufwachen!
Z
BONK!
ICH BIN WACH!
Die Antwort ist: BONK
Na immerhin ein guter Anfang!
SCHULZ

Anzeichen für eine mögliche Schlaf-Apnoe bei Kindern

Im Schlaf

- Lautes Schnarchen, unterbrochen von kurzen Momenten der Stille.
- Gestörter Schlaf – unruhige Bewegungen, ungewöhnliche Körperlagen.
- Schwierigkeiten beim Aufwecken.
- Bettnässen.

Im Wachen

- Das Kind ist am Morgen auffallend langsam und lethargisch.
- Verzögerte Entwicklung, Konzentrationsstörungen, Unaufmerksamkeit, Launenhaftigkeit.
- Exzessive Tagesschläfrigkeit.
- Kopfschmerzen am Morgen.
- Häufig Atmung durch den Mund.
- Schlechter Appetit, langsames Essen.
- Das Kind ist für sein Alter dünn und untergewichtig.

warum man OSA auch die »düstere Seite des Schnarchens« genannt hat.

Ein erster Schritt aus diesem Circulus vitiosus besteht darin, daß man Schnarchen als ein medizinisches Problem akzeptiert. Der nächste Schritt ist das Aufsuchen eines geeigneten Facharztes. Zu diesem Zweck muß der Betroffene wissen, wie arg sein Schnarchen wirklich ist. Er braucht einen raschen, verläßlichen Test, den er selbst durchführen kann, um festzustellen, wie stark er schnarcht, und ob in seinem Fall irgendwelche Symptome auf eine obstruktive Schlaf-Apnoe hinweisen.

4
Wie hoch ist Ihr Schnarchpegel?

Mediziner, die früher das Schnarchen als unkurierbare Belästigung abtaten, wurden mittlerweile eines besseren belehrt. Dank jener Daten, die von Schlafforschern in der ganzen Welt gesammelt wurden, sind sie jetzt überzeugt, daß Schnarchen keineswegs nur ein sozialer Mißstand ist, sondern vielmehr eine Krankheit, die sich behandeln läßt. Mit dieser neuen Einstellung gegenüber einem uralten Problem können wir darangehen, Fragen zu beantworten, auf die es früher keine Antwort gab.

- Wie stark schnarche ich wirklich?
- Wie laut wird mein Schnarchen im Laufe der Nacht?
- Was hat folgendes zu bedeuten: Wenn ich zwischen Schnarchphasen fast ersticke und nach Atem ringe? Wenn mein Schnarchen immer wieder von langen Perioden von Stille unterbrochen wird? Wenn ich unruhig schlafe und im Schlaf heftig mit Armen und Beinen zucke?
- Wann soll ich zum Arzt gehen?
- Wann soll ich mir darüber Sorgen machen, ob mein Schnarchen vielleicht zu OSA (Atemstillstand zwischen Schnarchphasen) führt, oder daß aus der Schlaf-Apnoe vielleicht eine gesundheitliche Gefährdung entsteht?

Ich habe den folgenden Fragebogen entwickelt, damit Sie und Ihr Partner die darin enthaltenen und andere Fragen, die vielleicht noch auftreten, gemeinsam lösen können. Vielleicht ist es Ihnen peinlich zuzugeben, daß Sie laut schnarchen oder daß Sie häufig erschöpft sind und unter Depressionen leiden. Und für die meisten Männer dürfte es ziemlich demütigend sein, über ihre eigene Impotenz zu sprechen. Viele Frauen wieder bringen es kaum über sich, sich offen darüber auszulassen, daß das Geschnarche ihres Mannes eigentlich unerträglich ist. Derartige Themen rühren schließlich an den privatesten und intimsten aller Orte – das Schlafzimmer. Aber es ist unerläßlich, daß Sie bei Ihren Antworten vollkommen offen und ehrlich sind.

Betrachten Sie die Zeit, die Sie mit Ihrem Partner bei der Beantwortung dieses Fragebogens verbringen, als eine Gelegenheit, gesundheitliche Probleme zu besprechen, die Sie schließlich beide angehen. Ihr Ziel dabei ist es, zu entscheiden, ob, wann und wo Sie ärztliche Hilfe aufsuchen sollten.

Ein Fragebogen als Schnarchdetektor

Beantworten Sie die Fragen mit folgender Häufigkeitsskala und kreisen Sie die Zahl ein, die Ihre Situation am besten beschreibt: 1 = nie; 2 = sehr selten; 3 = manchmal; 4 = oft; 5 = immer oder fast immer.

Schnarchen

1. Wie oft hat man Ihnen gesagt, daß Sie schnarchen?	1 2 3 4 5
2. Stört Ihr Schnarchen Ihren Schlafpartner?	1 2 3 4 5
3. Werden andere Personen in Nachbarräumen gestört?	1 2 3 4 5
4. Hat sich Ihr Schnarchen zunehmend verstärkt?	1 2 3 4 5
5. Schnarchen Sie, wenn Sie auf dem Rücken liegen?	1 2 3 4 5
6. Schnarchen Sie in allen Lagen?	1 2 3 4 5
7. Hat man Ihnen gesagt, daß man Sie immer wieder längere Zeit nicht atmen hört?	1 2 3 4 5

8. Sind Sie schon durch Ihr Schnarchen aus dem Schlaf erwacht? 1 2 3 4 5
9. Verläßt Ihr Schlafpartner wegen Ihres Schnarchens das gemeinsame Schlafzimmer? 1 2 3 4 5
10. Hat Ihr Schnarchen Sie schon in peinliche Situationen gebracht? Beispielsweise im Urlaub? Bei Seminaren? In Motels? 1 2 3 4 5

Auswertung: Wenn Sie bei den Fragen 1 bis 4 Werte von 3 oder mehr erreichen, dann kann man eindeutig sagen, daß Ihr Privatleben durch Ihr Schnarchen beeinträchtigt ist. Ein Wert von 3 oder mehr bei den Fragen 4, 7 und 8 deutet auf Apnoe-Phasen hin. Sie sollten einen Arzt konsultieren.

Wenn Ihre Antwort auf Frage 5 bedeutet, daß Sie *nur* auf dem Rücken liegend schnarchen, dann geht Ihr Schnarchen wahrscheinlich auf die Wirkung der Schwerkraft auf das Gewebe der oberen Luftwege zurück, weniger auf eine anatomische Obstruktion. Dann sind Sie das, was man einen »Positionsschnarcher« nennt. In Ihrem Fall genügt es, daß Sie mit bestimmten Mitteln dazu gebracht werden, auf der Seite oder auf dem Bauch zu liegen.

Erreichen Sie bei Frage 6 einen Wert von 4 oder mehr, dann geht Ihr Schnarchen höchstwahrscheinlich auf eine anatomische Obstruktion zurück. Lassen Sie von einem Arzt Ihre oberen Luftwege untersuchen.

Wenn Sie bei allen Fragen auf dieser Liste einen Wert von 3 oder mehr erreichen, dann deutet das mit großer Wahrscheinlichkeit auf Schlaf-Apnoe hin. Dann sollten Sie einen Arzt aufsuchen und mindestens eine Nacht in einem Schlaflabor verbringen, wo Ihr Schnarch- und Schlafverhalten genau beobachtet und ausgewertet werden kann.

Schlafgewohnheiten

1. Brauchen Sie am Abend lange, bis Sie einschlafen? 1 2 3 4 5

2. Wachen Sie in der Nacht auf? 1 2 3 4 5
3. Wachen Sie oft auf, bevor Sie ausgeschlafen sind, und können Sie dann nicht mehr einschlafen? 1 2 3 4 5
4. Sind Sie jemals unter Erstickungsgefühlen oder unter Ringen nach Luft erwacht? 1 2 3 4 5
5. Fühlen Sie sich beim Erwachen noch müde? 1 2 3 4 5
6. Fällt es Ihnen schwer, nach dem Schlafen richtig wach zu werden und aus dem Bett zu steigen? 1 2 3 4 5
7. Zucken Sie im Schlaf häufig mit Armen und Beinen? 1 2 3 4 5
8. Haben Sie oft schlechte Träume oder Alpträume? 1 2 3 4 5

Auswertung: Die Fragen 4, 5, 6 und 7 befassen sich mit Symptomen, die oft mit obstruktiver Schlaf-Apnoe (OSA) in Verbindung gebracht werden. Erreichen Sie bei diesen Fragen einen höheren Wert und sind Sie außerdem ein starker Schnarcher, dann rate ich Ihnen, sich von einem Arzt in ein Schlaflabor einweisen zu lassen. Die übrigen Fragen auf dieser Liste beziehen sich nicht direkt auf OSA, sondern eher auf Ihre Schlafgewohnheiten im allgemeinen. Wenn Sie allerdings die meisten oder alle Fragen mit einem höheren Wert beantworten, dann ist es durchaus möglich, daß hier ein medizinisches Problem vorliegt, das Ihren Schlaf ungünstig beeinflußt; auch hier würde ich Ihnen raten, einen Arzt zu konsultieren.

Exzessive Tagesschläfrigkeit

1. Sind Sie tagsüber oft müde? 1 2 3 4 5
2. Halten Sie am Tag häufig ein Nickerchen? 1 2 3 4 5
3. Schlafen Sie manchmal beim Fernsehen, in der Kirche oder im Kino ein? 1 2 3 4 5

4. Sind Sie schon jemals bei der Arbeit eingeschlafen (etwa während einer Besprechung oder bei der Tätigkeit an einer Maschine)?	1 2 3 4 5
5. Überkommt Sie beim Autofahren Müdigkeit oder Schlaf?	1 2 3 4 5
6. Waren Sie durch Ihre Schläfrigkeit am Steuer schon jemals in einen Verkehrsunfall verwickelt?	1 2 3 4 5
7. Stellen Sie eine gesteigerte Reizbarkeit oder Launenhaftigkeit bei sich fest?	1 2 3 4 5
8. Finden Sie es schwer, sich zu konzentrieren, mit Ihren Gedanken bei einem Gegenstand zu bleiben?	1 2 3 4 5

Auswertung: Für diesen Teil des Fragebogens gilt das gleiche wie für den vorhergehenden: Exzessive Tagesschläfrigkeit ist, für sich allein genommen, noch kein eindeutiger Beweis für schweres Schnarchen oder Schlaf-Apnoe. Alles, was zu einem niedrigen Sauerstoffgehalt des Blutes führt, kann diesen Zustand hervorrufen. Ein schwerwiegender Grund für Tagesschläfrigkeit ist Narkolepsie (Schlafsucht). Bei Menschen, die an dieser Störung des Zentralnervensystems leiden, ist Schlaf-Apnoe häufiger anzutreffen als im Durchschnitt der Bevölkerung. Alkohol und andere Drogen sind ebenfalls von nachhaltiger Wirkung auf Schlaf und Schlafqualität und können zu Schlafmangel beziehungsweise Schlafzerhackung führen. Darüber hinaus haben natürlich auch bestimmte psychologische Verfassungen, wie Angstzustände oder Depressionen, einen negativen Einfluß auf den nächtlichen Schlaf. Es gibt zahlreiche Ursachen für exzessive Tagesschläfrigkeit; ohne eingehende medizinische Untersuchung kann man hier unmöglich eine Diagnose stellen (siehe Kästchen).

Wenn Ihre Antworten in den beiden vorhergehenden Abschnitten auf die Wahrscheinlichkeit von OSA hindeuten, dann wird dieser Verdacht von hohen Werten in diesem

Abschnitt (3 oder mehr auf jede Frage) weiter gestützt. Folglich sollten Sie zum Arzt gehen, weil die Möglichkeit besteht, daß sich Ihre Schlafgewohnheiten negativ auf Ihre Gesundheit auswirken.

Krankheitsbilder mit exzessiver Tagesschläfrigkeit

- Schlaf-Apnoe-Syndrome (obstruktiv, zentral oder gemischt).
- Narkolepsie.
- Drogenabhängige Symptome (Drogenmißbrauch, Drogenentzug).
- Besonders heftige nächtliche Muskelbewegungen.
- Drüsenstörungen wie Unterfunktion der Schilddrüse, Diabetes, Hypoglykämie.
- Vorübergehende Stoffwechselveränderungen wie prämenstruelle Syndrome (PMS) oder Schwangerschaft.
- Schlaftrunkenheit (abnormal langer, verstärkter Übergangszustand vom Schlaf zum Wachsein).
- Herzfehler.
- Chronische Lungenerkrankung.
- Psychologische oder verhaltensmäßige Gründe (Insomnie, Jet-lag, Schichtarbeit, Depression, Angstzustände).

Ihr Lebensstil

Beantworten Sie die folgenden Fragen mit »ja« oder »nein«:

1. Sind Sie ein mittlerer bis starker Raucher? ja nein
2. Nehmen Sie häufig vor dem Schlafengehen größere Mahlzeiten zu sich? ja nein
3. Genehmigen Sie sich vor dem Schlafengehen gern einen (alkoholischen) Schlummertrunk? ja nein
4. Wird Ihr Schnarchen stärker nach ein paar Drinks? ja nein
5. Bewegen Sie sich regelmäßig? ja nein

6. Nehmen Sie Beruhigungsmittel, Sedativa, abschwellende oder stimulierende Medikamente?	ja	nein
7. Trinken Sie koffeinhaltige Getränke (Kaffee, Tee, Cola) in größeren Mengen?	ja	nein
8. Haben Sie in etwa ein normales Körpergewicht?	ja	nein
9. Ist Ihr Schnarchen nach Gewichtszunahme stärker geworden?	ja	nein
10. Leiden Sie an Impotenz?	ja	nein

Auswertung:
Zu Frage 1: Es ist bekannt, daß Rauchen die Schleimhäute der oberen Luftwege reizt, was zu Schwellungen und zu verstärkter Schleimabsonderung führt; beides kann eine Verlegung der Atemwege hervorrufen. Dadurch wird Schnarchen angeregt oder intensiviert.
Zu Frage 2: Der Körper braucht viel Energie, um eine schwere, eiweißreiche Mahlzeit zu verarbeiten. Dabei strömt Blut vom Gehirn zu den Eingeweiden, um die Verdauung zu beschleunigen. Infolgedessen wird der Schlaf tiefer, die Muskelentspannung größer, was wiederum zu Vibration und schließlich zur totalen Erschlaffung, das heißt zum Kollaps des Rachengewebes, führt – all diese Faktoren verschlimmern das Schnarchen. Ein von übermäßigem Essen ausgedehnter Magen behindert die Bewegungen des Zwerchfells, was die Atmung erschwert und die Schlaf-Apnoe verstärkt.
Zu Frage 3 und 4: Alkohol wirkt stark dämpfend auf das Zentralnervensystem, fördert die muskuläre Entspannung und damit die Erschlaffung der oberen Luftwege. Außerdem wird die Reaktion auf einen herabgesetzten Sauerstoffspiegel vermindert. Das kann starke Schnarcher in Richtung OSA treiben oder bei solchen, die bereits darunter leiden, den Zustand weiter verschlimmern.
Zu Frage 5: Durch körperliche Bewegung erhält und verstärkt man den Muskeltonus; dieser wiederum wirkt der

schnellen Erschlaffbarkeit der Rachenmuskulatur entgegen.
Zu Fragen 6 und 7: Tranquilizer, Sedativa und abschwellende Medikamente wirken dämpfend auf das Zentralnervensystem und fördern Schnarchen und Apnoe daher auf ähnliche Weise wie Alkohol. Stimulantien wie beispielsweise Koffein können den normalen Schlafrhythmus beeinträchtigen und erst einmal Schlaflosigkeit auslösen. Schläft man dann endlich doch ein, ist der Schlaf tiefer, die Muskelentspannung größer und damit das Schnarchen noch wahrscheinlicher.
Zu Fragen 8 und 9: Es gibt eine ganz klare Verbindung zwischen Schnarchen und Gewichtszunahme. Außerdem sind fast alle Schlaf-Apnoe-Patienten übergewichtig. Der Mechanismus dieser Verbindung wird in den Kapiteln 2 (siehe Seite 31) und 3 (siehe Seite 57) ausführlich besprochen.
Zu Frage 10: Studien haben gezeigt, daß eine signifikant große Zahl von OSA-Patienten an einem herabgesetzten Sexualtrieb und Impotenz leiden. Wissenschaftler nehmen an, daß dies auf die gemeinsame Wirkung von Sauerstoffmangel, Erschöpfung und Depression durch Schlafmangel oder -zerhackung und die wiederholten Apnoe-Episoden zurückzuführen ist.

Wenn Sie mir bis hierher gefolgt sind, dann hoffe ich, daß Sie und Ihr Partner für das Schnarchen, das Ihre Nächte zersägt, ein besseres Verständnis entwickelt haben. In den vorhergehenden Kapiteln haben wir uns mit den anatomischen, physiologischen und verhaltensmäßigen Faktoren, die das Schnarchen begünstigen, beschäftigt. Wir haben auch erkannt, daß lautes, ständiges Schnarchen viel mehr als nur eine lästige Schlafbegleiterscheinung ist, nämlich ein medizinisches Problem, das zu einer ernsten Gefahr für Ihre Gesundheit werden kann.

Natürlich kann diese Schnarchbefragung Ihnen keine Antwort auf alle Fragen geben. Aber Sie erfahren daraus doch immerhin etwas über Ihre Schlafgewohnheiten und deren medizinische Implikationen. Außerdem ist der Test eine gute Vorbereitung auf den Besuch beim Arzt: Jetzt wissen Sie ungefähr, welche Fragen Ihnen dieser stellen könnte.

Der nächste Schritt wäre also der Arzttermin. Das ist oft gar nicht so einfach. Also unterhalten wir uns jetzt einmal darüber, wie wir das am besten in Angriff nehmen.

5
Die Wahl des Arztes

Wenn Sie selbst oder Ihr Partner stark schnarchen und der Ansicht sind, daß etwas dagegen getan werden sollte, dann wenden Sie sich am besten an einen Facharzt. Im letzten Jahrzehnt hat sich die Schlafmedizin als eigene Disziplin herausgebildet, praktiziert von Ärzten, die sich mit jenen körperlichen Vorgängen befassen, die sich beim Übergang vom Wachen in die »Automatik« des Schlafes ereignen. Meist kommen diese Mediziner ursprünglich von der Pneumologie (Lungenheilkunde), Neurologie und Otorhinolaryngologie (Hals-Nasen-Ohren-Heilkunde); manchmal arbeiten sie als Team, um Patienten mit schlafabhängigen Atemstörungen gemeinsam zu untersuchen.

Im allgemeinen wenden sich die meisten Menschen auf der Suche nach ärztlicher Hilfe zunächst einmal an ihren Hausarzt. Der ist allerdings in den wenigsten Fällen über die jüngsten Forschungen auf diesem Gebiet im Bilde. Bis vor kurzem konnte man in den medizinischen Fakultäten nicht das geringste zu diesem Thema erfahren. Wenn ich an meine eigene Studienzeit zurückdenke, kann ich mich nicht erinnern, das Wort »schnarchen« auch nur ein einziges Mal gehört zu haben. Infolgedessen war es auch kein Wunder, daß ich so wenig Verständnis für die verzweifelten Ehefrauen aufbrachte, die sich immer wieder bitter über das Schnarchen ihres Mannes beklagten. Wie so viele meiner Kollegen zog auch ich mich mit der Bemerkung, wenn sie ihren Mann wirklich liebten, würden sie damit schon fertig werden, elegant aus der Affäre. Seit damals haben wir alle viel dazugelernt!

Der Atem des Fortschritts

Doch der Fortschritt machte nicht vor den medizinischen Fakultäten halt. Heute gehören Vorlesungen und Diskussionen über Schlaf-Apnoe und andere schlafabhängige Probleme zum Programm der Lungenheilkunde und der Neurologie, und Artikel zu dieser Thematik werden mit wachsender Häufigkeit publiziert: in medizinischen und anderen Zeitschriften, um auch den Nichtspezialisten über die weitere Entwicklung zu informieren. Auch Publikumsmagazine und Zeitschriften wie *Reader's Digest, Time,* der *Stern* und das *Wall Street Journal* haben in letzter Zeit zu diesem Themenkomplex einschlägige Artikel veröffentlicht.

Wenn man also ernsthaft an die Lösung seiner Schnarchprobleme herangehen möchte, beginnt man am besten bei einem Arzt, der sich besonders auf schlafabhängige Atemstörungen spezialisiert hat. Das kann ein Lungen- oder Nervenfacharzt sein beziehungsweise ein Hals-Nasen-Ohren-(HNO-)Spezialist.

Fragen Sie Ihren Hausarzt oder Internisten nach den Namen von einschlägig tätigen Ärzten, die Schnarcher behandeln. Wenn er Ihnen nicht helfen kann, dann wenden Sie sich an die regional zuständige Ärztekammer oder an das nächste Krankenhaus. Im Anhang dieses Buches finden Sie außerdem Hinweise auf einige Schlafstörungskliniken.

HNO-Ärzte sind zwar zuständig für Probleme der oberen Luftwege, müssen aber deswegen noch lange nicht über die jüngsten Therapiemöglichkeiten für Schnarchen und obstruktive Schlaf-Apnoe Bescheid wissen. Manche Fachmediziner spezialisieren sich beispielsweise auf Ohrenkrankheiten bei Kindern, andere wieder auf Gesichts- und kosmetische Chirurgie. Sie sollten zuerst einmal feststellen, ob der Arzt, an den Sie verwiesen werden, Schnarchen und damit verwandte Phänomene überhaupt behandelt.

Der erste Anruf

Haben Sie einen passenden Arzt gefunden, dann sollten Sie auf keinen Fall versuchen, eine telefonische Diagnose zu erhalten. Hier sind einige Gründe, warum Ärzte ein solches Interview bei einem ersten Anruf gar nicht schätzen:

Medizinische Gründe: Um eine fundierte medizinische Meinung abgeben zu können, muß der Arzt ein genaues Bild von der Anamnese und dem klinischen Befund des Patienten haben; das ist am Telefon nicht möglich.

Professionelle Gründe: Es gibt wenige medizinische Fragen mit einer kurzen und raschen Antwort; wenn wir ein Problem haben, sollten wir uns mit dem Arzt gründlich und ausführlich darüber unterhalten. Auch der Patient, der gerade in seiner Ordination sitzt, ist begreiflicherweise ungehalten, wenn seine Konsultationszeit von ständigen Telefonanrufen unterbrochen wird.

Juristische Gründe: Angesichts der heutigen Bereitschaft, Streitigkeiten gerichtlich auszuhandeln, sind viele Ärzte nicht gewillt, Menschen, die sie noch nie gesehen haben, am Telefon detaillierte Auskünfte zu erteilen. Es wäre beispielsweise nicht ausgeschlossen, daß ein Rechtsanwalt einer Versicherung am Telefon Fragen stellt, sich aber nicht zu erkennen gibt; oder ein Patient möchte vielleicht Informationen sammeln, die er dann gegen einen anderen Arzt verwendet.

Was können Sie also tun? Rufen Sie jeden für Sie in Frage kommenden Arzt an und holen Sie bei seiner Sprechstundenhilfe folgende Auskünfte ein:

- o Behandelt Dr. XY schlafabhängige Störungen und OSA?
- o Führt Dr. XY Schnarchevaluationen durch?
- o Arbeitet Dr. XY mit einem Schlaflabor zusammen?

- Ist Dr. XY bezüglich der medizinischen und nichtchirurgischen Behandlungsmethoden für Schnarchen und OSA auf dem laufendem?
- Hat Dr. XY selbst schon Operationen zur Verhinderung des Schnarchens durchgeführt?
- Falls Dr. XY selbst nicht operiert, arbeitet er dann mit einem Chirurgen zusammen, dem die modernen chirurgischen Techniken zur Behandlung von OSA geläufig sind?

Wenn die Antworten auf diese Fragen den Schluß zulassen, daß der betreffende Arzt sich für Schnarchen interessiert und etwas von der Problematik zu verstehen scheint, und wenn auch die anderen Bedingungen – Ort, Terminmöglichkeiten und dergleichen – für Sie akzeptabel sind, dann vereinbaren Sie einen Besuch bei ihm.

Ein Fragebogen zur Vorbereitung

Vor dem ersten Besuch – oder schon in der Ordination des Arztes – bekommen Sie gelegentlich einen Fragebogen zu Ihrem allgemeinen Gesundheitszustand und Ihrer Schlafgeschichte im besonderen, der unter anderem sicher auch folgende Fragen enthält:

- Alter, Geschlecht, Gewicht, Größe, Gewichtszunahme in letzter Zeit;
- Allgemeinzustand und medizinischer Vorgeschichte (frühere Krankheiten, Operationen, Krankenhausaufenthalte, gegenwärtige Medikation);
- persönliche Neigungen bezüglich Essen, Bewegung, Rauchen und Alkohol;
- HNO-Anamnese (Nasenprobleme, Allergien, Infektionen, Operationen an Mandeln, Nase und Nebenhöhlen);
- Schnarchvorgeschichte (Lautstärke, Schnarchmuster, Ausmaß der Störung: Werden andere dadurch geweckt? Der Schnarcher selbst? – Veränderung im Schnarchver-

halten in der letzten Zeit: Hört der Schnarcher mitten in der Nacht manchmal zu atmen auf? – Körperlagen, in denen er schnarcht: Kommt es im Schlaf zu auffallend heftigen Körperbewegungen? – Schnarchgeschichte anderer Familienmitglieder und Häufigkeit des Schnarchens: Immer nur vorübergehend oder die ganze Nacht hindurch? Verstärkt sich das Schnarchen nach der Einnahme von Beruhigungsmitteln, anderen Medikamenten oder Alkohol?);

- Schlafgewohnheiten (Durchschnittliche nächtliche Schlafenszeit? Wie oft erwachen Sie in der Nacht aus dem Schlaf? Haben Sie manchmal Erstickungsgefühle und ringen nach Luft? Stehen Sie am Morgen nur schwer auf? Sind Sie nach dem Aufstehen erschöpft?);
- Exzessive Tagesschläfrigkeit (als Grund für ständige Erschöpfung, Stimmungsschwankungen und Depressionen, Gedächtnisverlust, Persönlichkeitsveränderungen, ungewöhnliches Schlafverhalten, wie beispielsweise Einnicken in der Kirche oder im Kino, oder mehrere über den Tag verteilte Nickerchen).

Die Konsultation – und was man von ihr zu erwarten hat

Ihr erster Termin beim Arzt ist die beste Gelegenheit, ihm alle Fragen zu stellen, die Ihnen schon lange auf der Zunge brannten – und ihm überhaupt Ihr Herz auszuschütten, denn bei diesem Treffen wird der erste Schritt in Richtung Diagnose und Therapie getan. Deshalb würde ich auch empfehlen, daß der Schlafpartner des Schnarchers ihn (oder sie) dabei begleitet. Der Schlafgefährte kann dem Arzt wertvolle Informationen liefern, indem er zum Beispiel das Schnarchen in bildhaften Ausdrücken beschreibt, die der Arzt vielleicht noch gar nicht kennt (»Erdbeben-Schnarchen«, »Bariton-Saxophon-Schnarchen«, »Sieger bei der Schnarcholympiade«).

Zu dieser Basiskonsultation gehören eine komplette Untersuchung – mit besonderer Berücksichtigung von Blutdruck, Herz und Lunge – sowie eine eingehende Abklärung der oberen Luftwege. Die Untersuchungen werden meist nicht von einem Mediziner allein durchgeführt – wundern Sie sich also nicht, wenn Ihr Arzt Sie an andere Kollegen überweist. Auch Blutproben und eine Röntgenuntersuchung des Brustraums werden sich nicht umgehen lassen.

Wichtiger Bestandteil der Untersuchung ist natürlich das Studium der oberen Luftwege. Man wird sich besonders um etwaige Mißbildungen oder Hindernisse in den Luftwegen des Nasenraums kümmern, ebenso im Nasen-Rachen-Raum (Nasopharynx), in Hals, Kehlkopf (Larynx) und dem Raum hinter der Zunge (Hypopharynx).

Für diesen Teil der Untersuchung, der im allgemeinen von einem HNO-Spezialisten durchgeführt wird, braucht man ganz spezielle Instrumente. Der Arzt verwendet dabei einen reflektierenden Kopfspiegel und ein Nasenspekulum, um das Naseninnere nach Behinderungen zu untersuchen, wie beispielsweise eine gekrümmte Nasenscheidewand, Polypen, vergrößerte Nasenmuscheln (das sind die Knochen an der Naseninnenwand). Dann sieht sich der Arzt Ihren Mund und die Mundhöhle an, befaßt sich mit Größe und Lage der Zunge, begutachtet die Mandeln – falls noch vorhanden – auf ihre Größe und ob sie womöglich den Luftstrom behindern; und er prüft die Länge des Gaumenzäpfchens sowie Größe und Lage der Gewebsfalten im weichen Gaumen zu beiden Seiten der Uvula.

Der Raum hinter der Nase (Nasopharynx) wird entweder mit einem Reflexspiegel oder einem flexiblen fiberoptischen Nasopharyngoskop untersucht – einer dünnen, biegsamen Röhre, die in die Nase eingeführt wird, nachdem die Schleimhäute mit einem abschwellenden Spray örtlich betäubt wurden. Damit kann sich der Arzt die Luftwege in Nase und Nasen-Rachen-Raum anschauen. Mit diesem Instrument ist eine Infektion oder anatomische Behinderung leicht festzustellen.

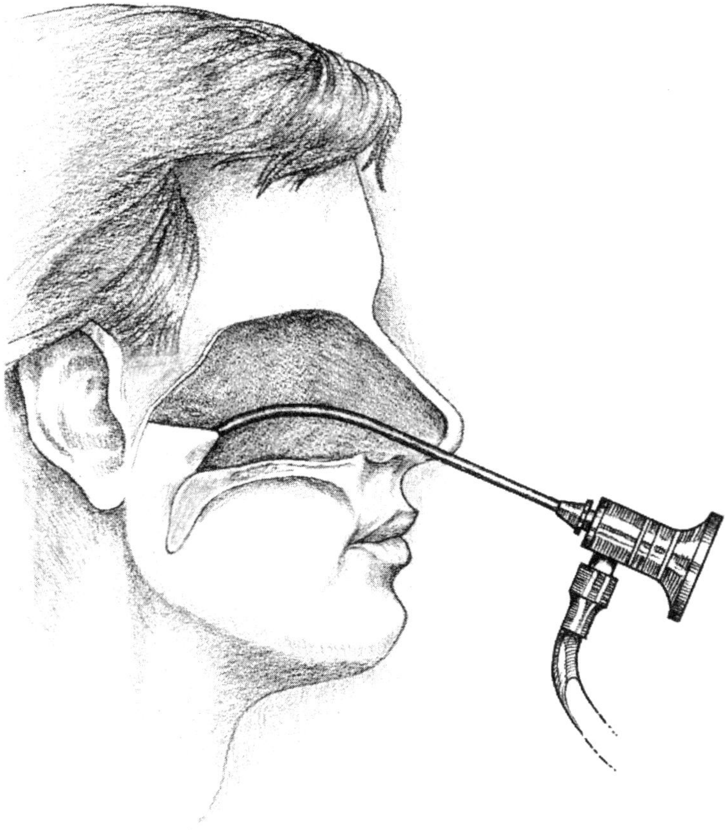

Das flexible fiberoptische Endoskop gestattet eine detaillierte Untersuchung von Nase und Nasen-Rachen-Raum

Untersuchung der Nebenhöhlen

Wir wissen, daß eine Verlegung der Nase durch Schwellung oder anatomische Hindernisse Schnarchen verursachen oder verschlimmern kann; es ist aber auch eine Entwicklung von OSA möglich. Jedoch können ebenso Infektionen der lufthaltigen Hohlräume in der Skelettstruktur von Gesicht und Schädel (paranasale Sinushöhlen) zu ständigem Nasen-

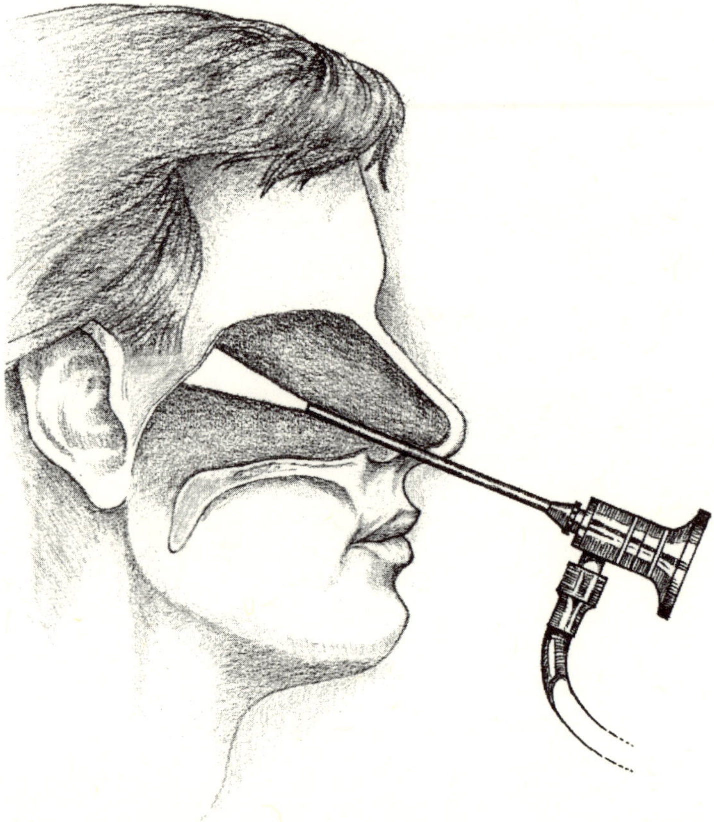

Mit Hilfe eines starren Endoskops lassen sich die Nasennebenhöhlen (Sinus) besser erkennen

rinnen, postnasalem Tropfen und Kopfschmerzen führen, was man oft als »Dauererkältung« bezeichnet. Diese chronische Sinusinfektion, vor der man in keinem Alter gefeit ist, tritt naturgemäß eher in kälteren Gegenden auf. Eine Untersuchung der Sinushöhlen sollte daher wesentlicher Bestandteil jeder Untersuchung der oberen Luftwege sein.

Mit dem flexiblen Endoskop forscht der Arzt nach Mißbildungen in der Nase, wie etwa einer gekrümmten Nasenscheidewand oder Polypen, die ebenfalls eine chronische

Sinusinfektion hervorrufen können. Eine verstärkte Sekretion in Nase oder Nasopharynx ist natürlich immer ein Hinweis darauf.

Für eine gründlichere Untersuchung der Nebenhöhlen muß der Arzt Ihre Nase mit einem abschwellenden Spray, der eine leichte lokale Betäubung bewirkt, einsprühen, um dann ein starres Endoskop einzuführen und damit jene Stellen zu finden, von denen es aus den Nebenhöhlen in den Nasenraum tropft. Die optische Klarheit dieses Instruments gestattet dem Arzt, selbst relativ geringfügige Veränderungen in Nase und Nebenhöhlen zu erkennen; Veränderungen, die ebenfalls auf eine verdeckte Infektion hinweisen.

Zum Abschluß dieser Untersuchung des Nasenraums kann Ihr Arzt auch noch auf einer Computertomographie bestehen. In vielen Fällen läßt sich im normalen Röntgenbild eine eventuell vorhandene Sinuserkrankung nicht erkennen, während die Computertomographie unglaublich detaillierte Bilder von jeder Sinushöhle liefert, angefangen bei der Stirnhöhle bis zu den Höhlen am Schädelgrund.

Normalerweise obliegt die Auswertung der Computertomographie dem Röntgenologen in Zusammenarbeit mit Ihrem Facharzt. Stellt sich dabei eine anatomische Mißbildung heraus, so wird Ihr Arzt sofort die notwendigen medizinischen oder auch chirurgischen Schritte mit Ihnen besprechen.

Was noch zu beachten ist

Man weiß heute, daß zwischen OSA und chronischer Lungenerkrankung ein enger Zusammenhang besteht. Viele Schnarcher sind massige, übergewichtige Menschen, die dazu noch viel rauchen. Die dadurch beeinträchtigte Lungenfunktion verschlimmert einen ansonsten eher milden Fall von OSA. Daher ist der sogenannte Lungenfunktionstest besonders dann angezeigt, wenn Sie rauchen und die Auswertung des Schnarchfragebogens auf eine wahrscheinliche OSA hinweist. Der Arzt wird dann einen Test im Stehen und im Liegen mit Ihnen machen, um festzustellen, in welchen Lagen es zu OSA kommt.

Zu dieser gründlichen Untersuchung gehören auch eine Durchleuchtung der Herzkranzgefäße sowie die Feststellung des Blutdrucks in der Ruhelage, ein Elektrokardiogramm (EKG) in Ruhe und gegebenenfalls ein Leistungs-EKG.

Nicht unbedingt zur Routine gehörend, aber durchaus angezeigt sind Messungen zwischen bestimmten Fixpunkten des Gesichtsschädels, die am Röntgenbild vorgenommen werden. Dieser Test, Kephalometrie genannt, wird heute bereits an vielen Universitätskliniken und Schlaflabors durchgeführt. Mit der Kephalometrie versucht man, eine Verbindung zwischen den anatomischen Strukturen von Kopf und Hals und der Lage von Hindernissen in den oberen Luftwegen herzustellen. Diese Messungen erlauben nicht nur, bereits bestehende Behinderungen aufzufinden; sie lassen auch solche Problemstellen der Atemwege erkennen, die den Luftstrom künftig während des Schlafes behindern können. Mit ihrer Hilfe kann der Arzt auch besser die geeigneten medizinischen oder chirurgischen Therapien festlegen.

Diese erste Untersuchung liefert dem Arzt im allgemeinen ausreichende Information darüber, wie gegen Ihr Schnarchen vorzugehen ist. Falls Ihre Schlafgewohnheiten aber einer noch intensiveren Untersuchung bedürfen, wird Sie der Arzt wahrscheinlich in ein Schlaflabor schicken, um dort eine nächtliche Schlafstudie vornehmen zu lassen. Es dürfte für Sie erfreulich sein zu erfahren, daß diese Untersuchung zwar mit äußerst komplexen Geräten durchgeführt wird, aber dennoch völlig schmerzlos ist.

Es ist wahrscheinlich der erste Test in Ihrem Leben, den Sie verschlafen dürfen!

6
Ein Test, den Sie verschlafen dürfen

Noch vor drei Jahrzehnten befaßten sich nur wenige Mediziner mit schlafabhängigen Krankheitsbildern, und an Spezialeinrichtungen zur Diagnose derartiger Probleme war gar nicht zu denken. Diese Situation änderte sich radikal zu Anfang der siebziger Jahre, als immer mehr Menschen einschlägige Hilfe suchten. 1987 wurde die amerikanische *Sleep Disorders Association* (Gesellschaft für Schlafstörungen) gegründet, deren Ziel und Auftrag es ist, für die wie Pilze aus dem Boden schießenden Schlaflabors und deren Personal Richtlinien festzulegen und Diplome auszustellen.

Heute können Menschen mit schweren Schnarchproblemen unter einer ganzen Reihe von ausgebildeten Fachärzten und mit den neuesten Errungenschaften der Technik ausgestatteten Schlaflabors auf der ganzen Welt wählen. Die Mediziner, die sich mit diesen Dingen befassen, kann man grundsätzlich in drei Gruppen einteilen: Ärzte, die mit Schlaflabors zusammenarbeiten, Forscher, die sich vor allem für die Grundlagenforschung interessieren, und Fachleute, die für die technische Seite der Schlafforschung zuständig sind.

Wenn Sie selbst oder Ihr Partner schnarchen und eine Übernacht-Schlafstudie empfohlen wird, dann haben Sie wahrscheinlich vorher einige Fragen über Schlaflabors im allgemeinen und den Ablauf einer solchen Untersuchung im besonderen. Ich führe Sie jetzt durch eine Nacht im Schlaflabor, um Ihnen zu veranschaulichen, wie derartige

Studien ablaufen. Aber zuerst besprechen wir die wahrscheinlich auftauchenden grundsätzlichen Fragen.

Hier sind einige der häufigsten Fragen von Patienten, von denen ich annehme, daß auch Sie sie stellen würden:

- Was ist ein Schlaflabor?
- Soll man vor dem Arztbesuch einen Schlaftest durchführen lassen?
- Wann ist ein solcher Test für den Schnarcher angezeigt?
- Wann ist der Test nicht angezeigt?
- Soll oder muß das Schlaflabor öffentlich zugelassen sein?
- Was kostet der Test, und wieviel zahlt davon die Versicherung?

Wir werden uns jetzt mit diesen Fragen der Reihe nach beschäftigen.

Was ist ein Schlaflabor?
Ein Schlaflabor – auch Schlafstörungszentrum genannt – ist meist ein einem Krankenhaus oder medizinischen Zentrum angeschlossenes Diagnoseambulatorium, in dem folgende Störungen entweder teilweise oder vollständig untersucht werden können:

1. Einschlafstörungen;
2. Durchschlafschwierigkeiten, wie sie beispielsweise durch schlafabhängige Atembehinderungen entstehen;
3. unnormales Schlafverhalten (Parasomnien), etwa Schlafwandeln, Alpträume, Aus-dem-Schlaf-Schrecken;
4. schlafabhängige medizinische Unregelmäßigkeiten, die im Wachzustand nicht auftreten, hierzu gehören auch heftige Bewegungen im Schlaf, wie das auffallend unruhige Verhalten von Armen und Beinen;
5. Erfolg und Wirkungsgrad verschiedener medizinischer und chirurgischer Therapien für die oben beschriebenen Störungen.

Im Schlaflabor arbeiten Pneumologen, Neurologen, Psychiater und Psychologen; unerläßlich ist ein Polysomnologe (Spezialist für Schlafstudien), dem es obliegt, Techniker auszubilden, Daten auszuwerten, Tests zu leiten, zu überprüfen und die Berichte über die untersuchten Patienten zusammenzustellen. Des weiteren sind hier technische Assistenten beschäftigt, denen das sachverständige Aufnehmen der Untersuchungsdaten obliegt. HNO-Spezialisten, vor allem mit dem Schwerpunkt Nasen- und Rachenheilkunde, sowie Internisten und Herzspezialisten ergänzen das Ärzteteam.

Soll man vor dem Besuch beim Arzt einen Schlaftest durchführen lassen?
Nein. Das könnten Sie auch gar nicht, denn das Schlaflabor ist Teil eines größeren medizinischen Zentrums, eine Übernacht-Schlafstudie gilt als Spezialuntersuchung, für die eine ärztliche Überweisung erforderlich ist.

Wann ist eine solche Schlafstudie für den Schnarcher angezeigt?
Der Arzt wird Ihnen eine Übernacht-Schlafstudie unter folgenden Umständen nahelegen:

1. wenn Sie so laut schnarchen, daß es das Wohlbefinden Ihres Schlafpartners beeinträchtigt;
2. wenn die bisherigen medizinischen Untersuchungen und die Angaben aus Ihrer Schlafgeschichte den Schluß zulassen, daß bei Ihnen OSA vorliegt;
3. wenn Sie tagsüber unter auffallender Erschöpfung und Schläfrigkeit leiden.

Man sucht ja deshalb wegen Schnarchens einen Arzt auf, weil die Störung in irgendeiner Weise unerträglich wurde. Das ist auch der Grund, warum eine Übernacht-Schlafstudie in einem Schlafstörungszentrum im allgemeinen für die meisten Patienten, die entweder sehr stark schnarchen oder unter anderen Schlafstörungen leiden, von den Spezialisten empfohlen wird.

Wann ist eine solche Schlafstudie nicht angezeigt?
Wenn Sie ein Gelegenheitsschnarcher sind oder nur ganz leicht schnarchen, ohne jene Symptome, die man im allgemeinen mit OSA verbindet, dann wird Ihnen der Arzt wahrscheinlich zunächst raten, abzunehmen, sich mehr zu bewegen oder weniger Pillen zu schlucken, bevor er Ihnen eine Übernacht-Schlafstudie nahelegt.

Sollte Ihr Schnarchen nach ungefähr drei Monaten nicht nachgelassen haben, dann ist wahrscheinlich der Schlaftest angezeigt.

Soll oder muß das Schlaflabor öffentlich zugelassen sein?
Die Akkreditierung hängt von der Breite des Spektrums ab, das ein Schlaflabor im Hinblick auf Diagnosemöglichkeiten anbietet. Das Zentrum soll auf jeden Fall über Möglichkeiten zur Untersuchung sämtlicher Schlafstörungen verfügen, wie beispielsweise Narkolepsie, nächtliche Anfälle, Insomnie, Alpträume, Bettnässen, Schlafwandeln und Impotenz, und außerdem einen hohen medizinischen Standard garantieren.

Schnarchmonitoring und Tests auf Schlaf-Apnoe sind im Gegensatz zu Untersuchungen anderer Schlafstörungen relativ einfach zu handhaben, das heißt, daß man sich damit eigentlich jedem Schlaflabor anvertrauen kann, ob nun mit oder ohne Zulassung. Wichtig ist auf jeden Fall, daß die Tests von entsprechend ausgebildetem Personal sorgfältig vorgenommen werden und die Ergebnisse eine richtige und genaue Evaluation des Problems darstellen.

Die Frage, ob das Schlaflabor zugelassen ist oder nicht, kann natürlich unter Umständen einen wichtigen finanziellen Aspekt darstellen. Klären Sie auf jeden Fall vorher mit Ihrer Krankenversicherung ab, ob sie die Kosten für einen Aufenthalt in dem ausgewählten Labor übernimmt – unter Umständen hält sie auch eine Adressenliste mit anerkannten Zentren für Sie bereit.

Was kostet der Test, und wieviel davon zahlt die Versicherung?
Arztkosten und Versicherungsregelungen sind von Land zu Land verschieden. Es kommt auch darauf an, ob Sie bei einer gesetzlichen Krankenkasse oder bei einer Privatversicherung versichert sind. Erkundigen Sie sich im Zweifelsfall am besten direkt bei Ihrer Krankenkasse nach den Leistungen.

Ihre Versicherung kommt wahrscheinlich für folgendes auf:
- Aufnahme, Anamnese, medizinischer Check-up;
- zusätzlich notwendige Untersuchungen wie Röntgen, EKG, Bluttests;
- Übernacht-Schlafstudie.

Manche Versicherungen zahlen nicht gern nur für einen Schnarchtest allein, lassen aber im allgemeinen mit sich reden, wenn der Arzt die Meinung vertritt, daß das Schnarchen das Symptom für eine schlafabhängige Atemstörung sein könnte.

Ich hoffe, hiermit Ihre dringlichsten Fragen beantwortet zu haben. Alle Beteiligten profitieren, wenn Fragen gestellt werden. Es ist nicht nur für Sie, sondern auch für den behandelnden Arzt sehr wichtig, wenn Sie selbst an der Therapie aktiv teilnehmen und Interesse dafür zeigen. Bei allem, was geschieht, sollten Sie immer fragen, denn nur so können Sie ein Vertrauensverhältnis zu Ihrem Arzt entwikkeln. In diesem Buch bemühe ich mich, Ihnen genügend Information zu liefern, damit Sie die richtigen Fragen stellen können.

Die Übernacht-Schlafstudie

Ihr Arzt hat sich also eingehend mit Ihrer Schlafgeschichte und Ihrem medizinischen Vorleben befaßt und Ihnen jetzt zu einer Übernacht-Schlafstudie geraten. Was haben Sie nun im Schlaflabor zu erwarten?

Eine Übernacht-Schlafstudie unterscheidet sich grundsätzlich von allen anderen ärztlichen Untersuchungen. Vor allem: Sie dürfen den Test verschlafen! Außerdem haben Sie keine Injektionen, keine Anästhesie, kein Geschnipsel, keine Schmerzen, keine Quälereien zu befürchten. Von Ihnen wird nichts anderes verlangt, als daß Sie ganz normal und gemütlich schlafen.

Zum vereinbarten Termin wird man Sie bitten, ein paar Stunden vor Ihrer üblichen Schlafenszeit zu erscheinen. Wahrscheinlich haben Sie vorher einen Fragebogen ausgefüllt und wissen auch schon, was Sie mitbringen müssen (Pyjama, Zahnbürste, Bademantel, Ihre üblichen Medikamente und wahrscheinlich Lesestoff zum Einschlafen).

Auf dem Fragebogen des Schlaflabors werden Ihnen viele Fragen wiederbegegnen, die Sie schon aus dem Formular des Facharztes kennen. Das liegt nicht an einer mangelnden Kommunikation zwischen Schlafzentrum und Facharzt, sondern hat nur den Grund, daß das Labor die Antworten anhand eigener Standardformulare speichern möchte.

Im Schlafzentrum werden Sie von einem Angestellten, meistens einem Laboranten der Nachtschicht, begrüßt und auf Ihr Zimmer geführt, einer Mischung aus Krankenhaus- und Hotelzimmer. Hier erklärt man Ihnen die Art des Tests, sagt Ihnen, was Sie zu erwarten haben, zeigt Ihnen, wie das alles vor sich geht und welche Geräte dabei verwendet werden.

Ihr Polysomnogramm, das heißt die Registrierung Ihrer Schlafdaten die ganze Nacht hindurch, wird von einem »Polysomnograph« genannten Gerät aufgezeichnet und später von einem Facharzt ausgewertet. Das hochempfindliche Instrument nimmt Ihre Gehirnströme, Herzrhythmus, Atmung, Muskeltonus, Blutsauerstoffspiegel und Körperbewegungen im Verlauf der Nacht auf.

Sobald Sie Ihren Pyjama angezogen haben, befestigt der Techniker die einzelnen Kontakte des Monitors an Ihrem Gesicht, Kopf und Körper mit Hilfe einer besonderen Paste, um ein Verrutschen der Elektroden zu verhindern. Die

Kabel dieser Monitorsensoren werden nun mit Steckern in der Wand verbunden und die Information, die sie aufnehmen, über eine zentrale Leitung an den Polysomnographen im Nebenraum weitergegeben, von wo aus Ihr Schlaf diskret vom Personal beobachtet werden kann.

Es ist möglich, daß die verschiedenen Tentakel und Fangarme des Monitors bei manchen Menschen ein mulmiges Gefühl auslösen. Sehen wir uns, um Ihre Beklommenheit

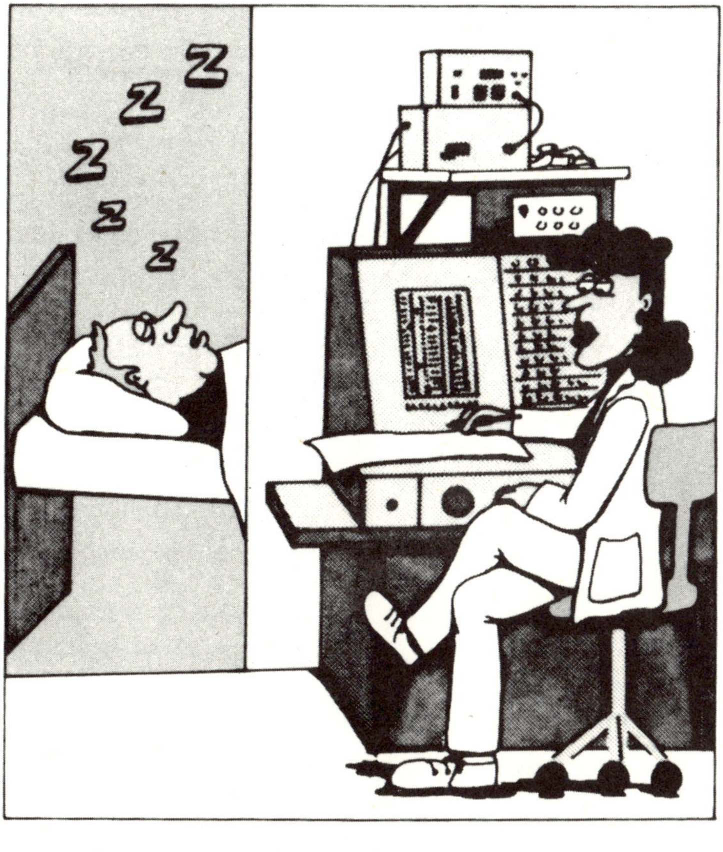

Der Monitor überträgt die registrierten Daten in einen Nebenraum, wo sie zur Auswertung durch den Spezialisten gespeichert werden

zu zerstreuen, die verschiedenen Sensoren näher an und erklären dabei ihre jeweiligen Aufgaben.

1. Die Elektroden, die an Ihrem Kopf befestigt werden, sollen die Gehirnströme registrieren. Deshalb müssen Sie sich auch die Haare waschen, bevor Sie ins Schlaflabor kommen, denn fettiges Haar könnte den Kontakt zwischen den Elektroden und der Kopfhaut behindern. Keine Angst! Sie werden keineswegs geschoren. Es werden nur die Elektroden an bestimmten Punkten Ihrer Haarpracht angebracht, die bestimmten Stellen des darunterliegenden zerebralen Kortex entsprechend. Diese Aufnahme der Gehirnströme heißt auch Elektroenzephalogramm oder EEG, womit man die einzelnen Schlafstadien und deren Verbindung mit Schnarchen und Apnoe erkennen kann.
2. An Ihrer Brust werden Drähte fixiert, mit deren Hilfe man Puls und Herzrhythmus mißt. Diese Aufzeichnungen, Elektrokardiogramm (EKG) genannt, dienen dazu, etwaige Unregelmäßigkeiten in Puls oder Herzrhythmus (Tachyarrhythmien) festzustellen, die unter Umständen bei einer Schlaf-Apnoe auftreten.
3. Die Elektroden auf Ihrem Kinn dienen der Messung des Muskeltonus. Diese Aufzeichnungen nennt man Elektromyographie (EMG); damit stellt man die Veränderungen in Muskeltonus und Muskelspannung in den verschiedenen Schlafstadien fest.
4. Auch in die Augenwinkel bekommen Sie Elektroden, die Ihre Augenbewegungen messen. Diese Aufzeichnungen, als Elektrookulographie (EOG) bezeichnet, stellen eine Verbindung zwischen Ihrem Schnarchen und den verschiedenen Schlafstadien her – dem REM- und dem NREM-Schlaf, von denen wir in Kapitel 2 (siehe Seite 34 ff.) gesprochen haben.
5. Temperaturempfindliche Sensoren werden unter Nase und Mund angebracht, um die Schnelligkeit Ihrer Atemzüge und das Volumen der eingeatmeten Luft zu messen.

Diese Sensoren, Thermistoren genannt, reagieren auf jede Veränderung in der Luftbewegung, und sind so empfindlich, daß sie auch eine flache Atmung oder einen Atemstopp sofort registrieren.

6. Die Elektroden an Ihren Beinen dienen der Messung Ihrer Muskelaktivität. Sie registrieren, ob Sie, wie es für Apnoe-Patienten typisch ist, Ihre Beine im Schlaf ungewöhnlich heftig bewegen.
7. Rund um Brustkorb und Unterleib werden nun Bänder gelegt, die das Ausdehnen und Zusammenziehen beim Atmen festhalten. Diese sogenannten Druckwandler sind dehnbar und messen die Amplitude jedes Atemzuges, wobei der Laborant zwischen normalem, ruhigem Atmen, schwerem Schnarchen und den verschiedenen Typen von Apnoe und Hypopnoe unterscheiden kann.
8. Um die Sauerstoffsättigung des Blutes festzustellen, wird ein Clip, der sogenannte transkutane Puls-Oxymeter, an einem Ohrläppchen oder Finger befestigt. Damit kann man durch die Haut hindurch den Prozentsatz des Sauer-

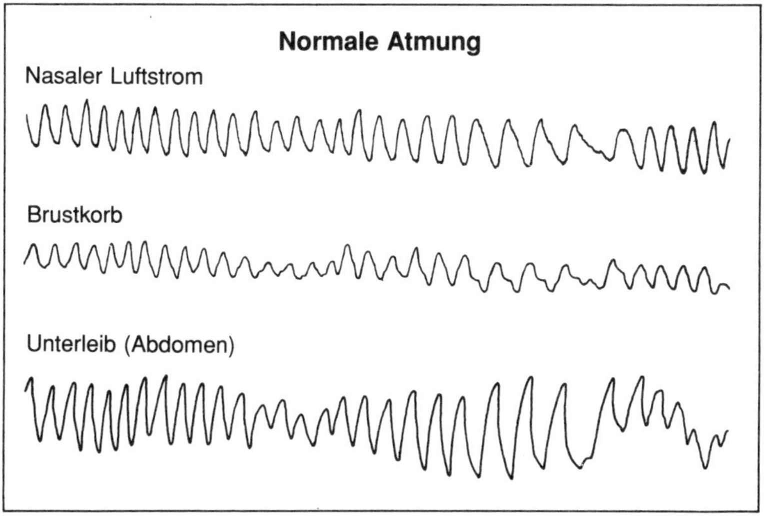

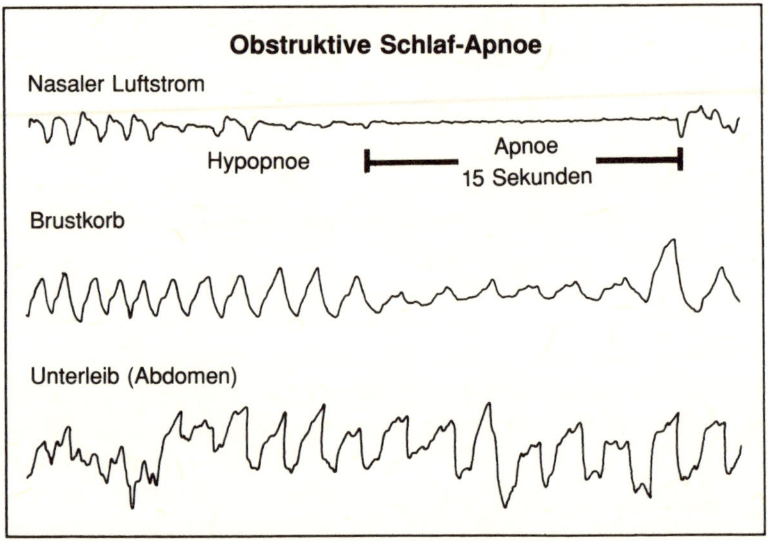

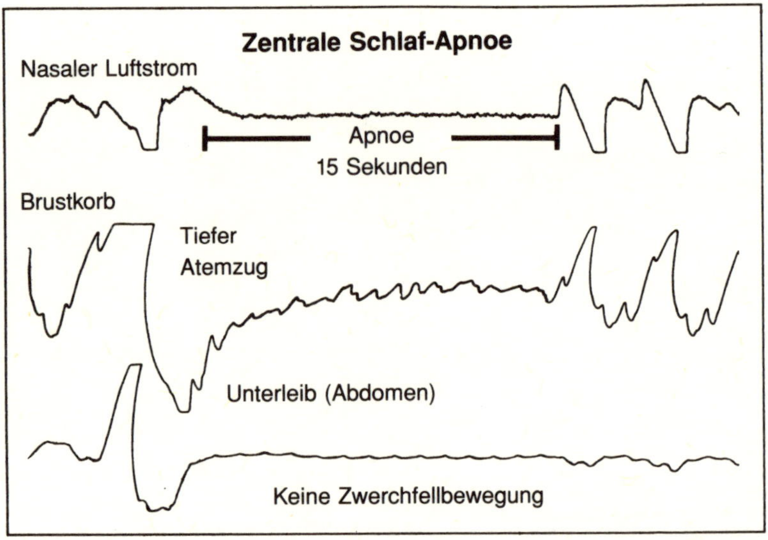

Atmungskurven während des Schlafes

stoffgehalts im arteriellen Blut messen, das heißt auch jeden Abfall in der Sauerstoffversorgung in Verbindung mit Atemstillstand.

Die beschriebenen Sensoren und Geräte zeichnen während der gesamten Dauer der Schlafstudie Ihren jeweiligen physischen und physiologischen Zustand auf. Sie können innerhalb der verschiedenen Schlaflabors variieren, werden vielleicht auch anders angebracht, bleiben aber im wesentlichen identisch, das heißt, sie dienen der grundsätzlichen Überwachung Ihres Schlafverhaltens mit dem Ziel, Ihren nächtlichen Schlafstörungen ein für allemal ein Ende zu bereiten.

Obgleich man sich durch die »Verkabelung« etwas eingeschränkt fühlt, kann man sich durchaus im Schlaf bewegen, sich umdrehen und die gewohnte Schlafposition einnehmen. Der Patient wird auf die Toilette geschickt, bevor man ihn an die Sensoren anschließt, aber wenn nun während des Tests die Natur doch einmal ihr Recht verlangt, dann bringt der Laborant eine Bettpfanne.

Lauschen zur Erweiterung des Wissens

Zusätzlich zu den beschriebenen Sensoren befindet sich auch ein Mikrophon im Raum. Dieses erlaubt dem technischen Assistenten, Ihrem Atem zuzuhören und Ihren Schnarchpegel einzuschätzen und zu beschreiben. Aber auch Sie selbst können sich während der Nacht mit dem Personal in Verbindung setzen, falls Sie irgend etwas brauchen sollten.

Zur besseren Beobachtung sind wahrscheinlich auch noch ein TV/Videogerät sowie ein von einer Seite durchsichtiger Spiegel in Ihrem Zimmer installiert. Die Kamera ist meist an der dem Spiegel gegenüberliegenden Seite des Bettes positioniert. Das gestattet dem technischen Assistenten, Ihr Schlafverhalten kontinuierlich zu überwachen und auch darauf zu achten, daß die Sensoren nicht verrutschen, wenn Sie sich im Schlaf bewegen.

Einige – nicht alle – Schlafzentren halten Ihr Schnarchen beziehungsweise auch den ganzen Schlafvorgang auf einem audiovisuellen Band fest. Da ja Schnarchen das Hauptsymptom einer nächtlichen obstruktiven Schlaf-Apnoe darstellt, muß man vor allem Ihre Schnarchintensität in Hinblick auf Lautstärke, Häufigkeit und Dauer untersuchen.

Das Ergebnis ist eine präzisere Diagnose, eine bessere therapeutische Planung und eine genauere Einschätzung des Behandlungserfolgs. Außerdem bieten derartige Aufnahmen eine objektive Dokumentation für Ihren behandelnden Arzt.

Die Technik des Messens und Aufzeichnens der Schnarch- und Atemstörungsgeräusche nennt man Schlaf-Sonographie. Dabei wird meist ein Mikrophon, dessen elektrische Signale einen Kassettenrecorder sowie einen Lärmanalysator speisen, zum Kopf des Schnarchers gestellt. Der Analysator verarbeitet die Signale aus dem Mikrophon und übermittelt diese Daten an einen Computer zwecks Display und Speicherung, und zwar sowohl in graphischer als auch in tabellarischer Form.

Sobald Sie zum Einschlafen bereit sind, dreht der Assistent das Licht aus (Sie selbst können das Bett ja nicht verlassen), beobachtet dann die Gehirnströme auf dem Polysomnographen und hält präzise den Moment des Einschlafens fest. Und nun senden die ganze Nacht hindurch die Sensoren Signale an den Polysomnographen, die dieser in elektrische Impulse umwandelt, welche dann als Wellenlinien auf den Papierstreifen erscheinen, mit denen die Maschine gefüttert wird. Für die Aufzeichnungen einer einzigen Nacht wird ohne weiteres eine Papierschlange von fast einem Kilometer Länge mit Schnörkeln und Wellenlinien gefüllt.

Am Morgen wird man Sie höflich fragen, wie Sie denn geschlafen haben, wie lange Sie Ihrer Meinung nach zum Einschlafen gebraucht haben, wie oft Sie aufgewacht sind und wie sich diese Nacht mit einer ganz normalen Nacht zu Hause vergleichen läßt. Der Zweck dieser Fragen liegt darin, die elektronisch aufgezeichneten Informationen mit Ihren eigenen Eindrücken zu vergleichen.

Die Laboranten helfen Ihnen anschließend, Reste der Elektrodenpaste von Kopf und Körper zu entfernen. Nach einer Dusche und einer Tasse Kaffee sind Sie dann entlassen, meistens rechtzeitig, um pünktlich am Arbeitsplatz zu erscheinen.

Zum Abschluß der Schlafstudie werde die Daten aus dem Polysomnographen in einen Computer eingegeben, der nicht nur Ihre Einschlafzeit genau errechnet, sondern auch die Dauer der einzelnen Schlafphasen, Aufwachen, Atemverlauf, Apnoe-Episoden, Änderungen im Puls und die genaue Zeit des Aufwachens.

Dieser Endbericht, meist von einem am Schlafzentrum angestellten Spezialisten verfaßt, wird dann ein paar Tage oder Wochen nach Abschluß der Untersuchung an den überweisenden Arzt geschickt.

Bevor wir so einen typischen Schlaftest-Report gemeinsam durchgehen, möchte ich noch erwähnen, daß in seltenen Fällen eine Schlafstudie wiederholt werden muß, und zwar beispielsweise aus folgenden Gründen:

1. Sie konnten überhaupt nicht schlafen.
2. Sowohl Sie selbst als auch Ihr Arzt sind der Meinung, daß der Test keine repräsentative Schlafprobe darstellt (weil Sie entweder sehr schlecht geschlafen haben oder Alpträume hatten, Durchschlafschwierigkeiten oder einen unruhigen Schlaf).
3. Sie haben die ganze Nacht ruhig durchgeschlafen und kein einziges Mal geschnarcht, obwohl Sie sich doch wegen Ihres jahrelangen heftigen Schnarchens auf diesen Test einließen.
4. Es gab technische Probleme (vielleicht wurde ein verrutschter Sensor übersehen), so daß keine vollständige und akkurate Aufzeichnung erfolgen konnte.

Ein gutausgestattetes, öffentlich anerkanntes Schlafzentrum

Ein niedergelassenes Schlaflabor hat seinen Patienten folgendes zu bieten:

1. Zwei oder mehr getrennte Schlafräume, ausgerüstet mit Gegensprechanlagen.
2. In jedem Raum einen Polysomnographen mit acht bis vierzehn Kanälen zur Aufzeichnung der spezifischen Funktionen.
3. Eine verläßliche Methode zur Messung des arteriellen Blutsauerstoffs die ganze Nacht hindurch, beispielsweise mit einem transkutanen Ohr-Oxymeter (einem am Ohrläppchen befestigten Gerät, welches das Blut-Sauerstoff-Verhältnis durch die Haut hindurch mißt).
4. Einen vollbeschäftigten technischen Assistenten, der die Polysomnographie die ganze Nacht hindurch überwacht.
5. Einen vollbeschäftigten Tagestechniker, der die nächtlichen Schlaftests vorbereitet, Aufzeichnungen zusammenstellt und tagsüber Tests durchführt.
6. Ein Büro zur Erstellung und Aufbewahrung der Labordaten.
7. Einen klinischen Koordinator, der die Patienten, falls nötig, an andere Fachärzte überweist, etwa für Lungenfunktionsprüfungen, Herzuntersuchungen und Elektroenzephalogramme.
8. Einen Vollmediziner, der die Evaluation des Schlaftests ausführt.
9. Einen vollbeschäftigten Arzt mit Erfahrung in Schlafphysiologie, der gegebenenfalls zur Versorgung der Schlaftestpatienten zur Verfügung steht.
10. Gute Beziehungen zu anderen Abteilungen des betreffenden Krankenhauses, zum Beispiel Kardiologie, Neurologie, Hals-Nasen-Ohren-Heilkunde, Kinderheilkunde, Psychiatrie, Pneumologie und Urologie.
11. Anschluß an das Alarmsystem des Krankenhauses während der Durchführung des Schlaftests.

Bericht nach einer Schlafstudie

Wie ein typischer Bericht nach einer Schlafstudie aussieht, möchte ich anhand eines Fallbeispiels erläutern. Es handelte sich um einen etwa fünfzigjährigen Mann, nennen wir ihn Bill. Er kam zu mir, weil er des Nachts in allen Lagen sehr stark schnarchte. Seine Frau machte sich Sorgen wegen seines unregelmäßigen Atmens, der Erstickungsgeräusche und seiner heftigen Bewegungen im Schlaf. Er gab auch zu, tagsüber oft sehr schläfrig zu sein, in der Kirche oder im Kino immer wieder einzunicken. Bei der Untersuchung stellte sich heraus, daß Bill eigentlich ganz gesund war, von einem leichten Übergewicht einmal abgesehen. Die einzige Abnormität in seinen oberen Luftwegen waren leicht vergrößerte Rachenmandeln. Wegen seines offensichtlich störenden Schlafverhaltens empfahl ich ihn für einen Schlaftest, worauf ich vom Schlaflabor folgenden abschließenden Befund erhielt:

»Der 48jährige männliche Patient wurde zu uns überwiesen, weil er unter starkem Schnarchen leidet, unregelmäßigem Atmen im Schlaf und Perioden von Atemstillstand mit unruhigen Bewegungen der Extremitäten, was den Verdacht auf Apnoe nahelegt. Er klagt auch über exzessive Schläfrigkeit tagsüber.

Bei der Übernacht-Schlafstudie in unserem Schlaflabor wurde der Patient auf die übliche Art mit bipolaren elektroenzephalographischen Sensoren untersucht. Ebenso wurden nasale und orale Thermistoren sowie Druckwandler auf Thorax und Abdomen angebracht und ein Oxymeter am Ohrläppchen befestigt. Die Studie zeigt gute technische Qualität und ist leicht zu interpretieren. Der Patient erlebte eine ausreichend lange REM-Phase, um eine Interpretation zu ermöglichen.

Der Patient schlief ohne Probleme ein und schnarchte durch die gesamte Schlafprobe. Er lag die meiste Zeit über am Rücken und drehte sich nur gelegentlich auf die linke Seite. Die totale Schlafdauer betrug 362 Minuten. In dieser

Messung des Schweregrads der obstruktiven Schlaf-Apnoe (OSA)

OSA	Schnarchen	Tagesschläfrigkeit	Apnoe-Index	Blutsauerstoffsättigung	Veränderung von Puls und Herzrhythmus
einfach	ja	nein	6–10	85 % oder höher	nein
leicht	ja	nein	11–30		nein
mäßig	ja	manchmal	30 +		nein
schwer	ja	ja	30 +	unter 50	nein

Zeit wurden 180 Atemstillstände (apnoische Episoden) beobachtet, und zwar von einer Dauer zwischen 15 und 41 Sekunden, was eine durchschnittliche Gesamtzeit von 26 Sekunden ergibt. Während dieser Apnoen verringerte sich der Puls auf unter 50 Schläge pro Minute, der Blutsauerstoffspiegel sank unter einen Sättigungswert von 68 Prozent.

Zusammenfassung: Der Patient ist ein starker Schnarcher mit signifikanter, obstruktiver Schlaf-Apnoe (OSA). Die Apnoen sind verbunden mit deutlich gesenktem Blutsauerstoffspiegel sowie bradykardialen Episoden (Verlangsamung des Pulses).

Um diesen Befund zu verstehen, müssen wir uns die Klassifikationen der OSA vergegenwärtigen, wie sie die obenstehende Tabelle veranschaulicht.

Der Apnoe-Index (auch Atemstörungsindex genannt) auf dieser Tabelle gibt die durchschnittliche Häufigkeit an, mit der ein Patient während des Tests pro Schlafstunde länger als zehn Sekunden nicht atmet. Bill schlief sechs Stunden und hatte 180 Apnoen, das ergibt einen Apnoe-Index von 30 (180 dividiert durch 6 = 30).

Und so erklärte ich dann Bill gegenüber meine Interpretation des Schlaflaborbefundes: »Ausgehend davon, daß Sie ständig laut schnarchen, tagsüber häufig schläfrig sind, des Nachts nicht nur zahlreiche Apnoe-Episoden aufweisen, sondern auch einen deutlich gesenkten Blutsauerstoffspiegel und eine auffallende Veränderung des Pulses, würde ich sagen, daß Sie ein starker Schnarcher sind, der an einer mäßigen obstruktiven Schlaf-Apnoe leidet.«

Worauf Bills Schlafgeschichte, sein Verhalten tagsüber und die Beobachtungen seiner Frau hingewiesen hatten, wurde nun durch den Befund des Schlaflabors erhärtet. Nun stellte sich die Frage, was man dagegen tun sollte.

Der ambulante Heimmonitor

Vorher möchte ich noch auf eine einfachere, aber deshalb nicht weniger genaue Methode der Schlafevaluation hinweisen, die in Diagnose und Therapie schlafabhängiger Atemstörungen eine immer größere Rolle spielt. Dieser Test läßt sich bequem zu Hause im eigenen Schlafzimmer durchführen.

Nun vermehren sich zwar die Schlafstörungszentren wie die Pilze (allein in den Vereinigten Staaten sind es bereits an die fünftausend), aber sie stehen noch keineswegs überall zur Verfügung – was vermutlich auch nie der Fall sein wird. Außerdem gehört nicht jeder, der schnarcht, gleich in ein Schlaflabor. Vor einigen Jahren wurden tragbare Monitore entwickelt, mit deren Hilfe der Patient zu Hause Daten über seinen Schlaf sammeln kann. Dieser sogenannte ambulante Heimmonitor ist ein Mikrocomputer mit bis zu zehn physiologischen Sensoren, deren Ergebnisse er laufend auswertet. Das handliche Gerät wird von einem Techniker abends bei Ihnen installiert und am Morgen nach vollendetem Schlaftest wieder abgeholt. Dann werden die Daten abgefragt, ausgewertet und für Ihren Arzt zusammengestellt.

Das Gerät, das an einem Gürtel getragen oder neben Ihr Bett gestellt wird, registriert die folgenden Daten: Pulsänderung, Arrhythmien; Sättigungsspiegel des Blutsauerstoffs; nasalen Luftstrom; Ausdehnung von Thorax und Abdomen (Anstrengung bei der Atembewegung); Körperbewegungen.

Die Fortschritte, die diese Technologie in der jüngsten Zeit zu verzeichnen hat, erlauben bereits die Aufzeichnung von EOG (für Augenbewegungen), EEG (zur Unterscheidung von REM- und NREM-Schlaf) und EMG (für den Muskeltonus).

Eine derartige Meßtechnik für den Hausgebrauch kann die Schlaflabors natürlich nicht völlig ersetzen, aber auch die Schlafforscher geben zu, daß dem ambulanten Monitoring für die Untersuchung von schlafabhängigen Atemstörungen mehr und mehr Gewicht beigemessen wird. Wenn der Arzt auf eine leichte bis mäßige Form von Apnoe tippt und durch Untersuchungen andere schlafabhängige Störungen ausgeschlossen werden, dann stellt der Heimtest eine einfachere und weniger aufwendige Methode zur Feststellung und Messung einer vorhandenen Schlaf-Apnoe dar. Manche Patienten sind auch der Ansicht, daß ein solcher Test, der in der gewohnten Umgebung ihres eigenen Schlafzimmers durchgeführt wird, natürlicher ist und daher vielleicht sogar eine größere Aussagekraft besitzt.

In Betracht zu ziehen ist vielleicht auch, daß der Heimtest naturgemäß viel weniger kostet als die Untersuchung im Schlaflabor. Viele Versicherungen übernehmen die Kosten hierfür; vergewissern Sie sich aber, bevor Sie darangehen.

Vorläufig bestehen noch die folgenden Vorbehalte gegen die ambulanten Heimmonitore:

- Der Test ist nicht ganz so umfangreich wie der im Labor durchgeführte.
- Da der Patient dabei nicht ständig überwacht wird, können technische Ungenauigkeiten auftreten (wenn beispielsweise ein Sensor verrutscht).

- Sollte es etwa im Schlaf zu einem Herzstillstand kommen, dann ist keine ärztliche Hilfe in Reichweite. Aus diesem Grund wird gefährdeten Patienten von der Anwendung des Heimmonitors abgeraten.

Allerdings wird die Entscheidung, ob und wo ein Test durchgeführt werden soll, immer noch von Ihrem Arzt getroffen. Da Sie nun selbst mit genügend Informationen über das Für und Wider der verschiedenen Testmethoden versorgt sind, können Sie diese Frage eingehend mit ihm besprechen.

Geeignete Anwendungsgebiete für den ambulanten Heimmonitor

1. Für einen Vortest, um festzustellen, ob eine Übernacht-Studie in einem Schlaflabor angezeigt ist.
2. Für Schnarcher, deren Schnarchgeschichte auf eine leichte Schlaf-Apnoe ohne medizinische Komplikationen schließen läßt.
3. Wenn kein Schlaflabor in der Nähe ist.
4. Als Möglichkeit, die Wirkung einer medizinischen oder chirurgischen Behandlung zu überprüfen.
5. Um die Wirkung oder die notwendige Stärke einer nasalen kontinuierlichen Überdruckbeatmung zu überprüfen.

Hypersomnolenztests (zur Feststellung exzessiver Tagesschläfrigkeit)

Auch für Patienten, die an exzessiver Tagesschläfrigkeit (ETS) leiden, kann man im Schlaflabor eine exakte Diagnose erstellen. Wir wissen, daß ETS eine häufige Begleiterscheinung von OSA ist und daher von anderen neurologischen Schäden mit ähnlichen Symptomen wie etwa Narkolepsie (dem unwiderstehlichen Drang, tagsüber immer wieder einzuschlafen) unterschieden werden muß.

Wenn Sie schon längere Zeit an ETS und ständiger Erschöpfung leiden, dann ist ein Multipler Schlaflatenz-Test in einem Schlaflabor anzuraten. Das Standard-Schlafmonitoring, wie es in diesem Kapitel beschrieben wurde, mißt die Zeitspanne, die der Patient braucht, um nach dem Aufwecken wieder einzuschlafen. Man gestattet dem Patienten während des ganzen Tages etwa vier bis fünf kurze Nikkerchen in Abständen von etwa zwei Stunden. Sobald dann der Monitor anzeigt, daß Stadium 1 oder 2 des NREM-Schlafs erreicht ist – meist nach etwa zwanzig Minuten –, wird der Patient geweckt. Der abschließende Befund enthält dann neben der durchschnittlichen Schlaflatenz (der Zeitspanne bis zum neuerlichen Einschlafen) auch die Anzahl der REM-Perioden.

Dieser »Nickerchen-Test« erlaubt dem behandelnden Arzt, den Schweregrad der Hypersomnolenz festzulegen, wobei er sich der folgenden Skala bedient:

Leichte ETS: Der Patient kann sich wachhalten, wenn er durch Arbeit oder gesellschaftliche Aktivitäten motiviert wird, neigt aber zum Einschlafen, sobald die äußeren Anreize verschwinden.

Mäßiges ETS: Der Patient schläft nicht nur während seiner Freizeit ein, sondern auch am Arbeitsplatz, was zu ständig zunehmenden beruflichen und sozialen Schwierigkeiten führt. Autofahren ist nicht zu empfehlen.

Schwere ETS: Der Patient kann tagsüber die Augen nicht mehr offenhalten, selbst bei Vorhandensein von Motivation und äußeren Anreizen. Stark erhöhtes Risiko von Arbeits- und Verkehrsunfällen.

Nach einer Nacht im Schlaflabor – oder auch wenn Sie an den ambulanten Heimmonitor angeschlossen waren – weiß

Ihr behandelnder Arzt, wie stark Sie wirklich schnarchen und ob es dabei zu Schlaf-Apnoen kommt. Und nun können Sie gemeinsam überlegen, welche Therapie für Sie in Frage kommt. Bevor wir allerdings auf die modernen Behandlungsmöglichkeiten eingehen, möchte ich in einem kurzen Rückblick einige der bizarren, phantasievollen Geräte und Maschinen vorstellen, die enthusiastische Schnarchbekämpfer im Lauf der vergangenen hundert Jahre erfunden haben.

7
Schnarchen: Not macht erfinderisch

Das Schnarchen hat so viele Familien zerrüttet, daß sich die Herausforderung, es im Keim zu ersticken – im wahrsten Sinne des Wortes –, erfinderischen Geistern geradezu aufdrängte. Also fingen sie an zu forschen, zu stochern, zu bohren, auf jede vorstellbare und unvorstellbare Weise nach einem Heilmittel zu suchen, das Ruhe in ihre Schlafzimmer und ihrem Namen Ruhm bringen würde. Kein Zweifel: Dem Erfinder eines echten Schnarchstoppers würde die Nachwelt jede Menge Kränze flechten. In einem Artikel in einer medizinischen Zeitschrift wurde allen Ernstes einmal vorgeschlagen, man möge dem Schöpfer einer wirksamen Antischnarchkur doch den Friedensnobelpreis verleihen!

Nur geriet leider so mancher Kandidat auf seinem Weg nach Stockholm ins Straucheln; wie beispielsweise der Verfasser des folgenden Briefs an das *Ladies' Home Journal* aus dem Jahr 1915:

»Vor vielen Jahren war auch ich einer jener gewaltigen Schnarcher, die mit einem Geräusch, nicht unähnlich dem Grollen des Vesuvs, das eigene Heim zum Erzittern brachten. Plötzlich fiel mir etwas ein: ein Plan, der unweigerlich zur Heilung führen mußte. Gesagt, getan – und seitdem schnarchte ich nie wieder. Nur – leider habe ich den Plan vergessen!«

Antischnarchpatente in größter Vielfalt sind auf dem Markt erschienen, wurden sogar in Versandhauskatalogen angeboten; viele davon begeistert angepriesen und beworben, ein oder zwei Jahre lang benutzt und weiterempfohlen, um dann von der Bildfläche zu verschwinden.

Und obgleich manche dieser Erfindungen doch auf sehr wackligen Füßen zu stehen scheinen, basieren sie in aller Regel auf vernünftigen Überlegungen. Alle diese Erfinder hatten im großen und ganzen offenbar richtige Vorstellungen von den mechanischen Grundlagen des Schnarchens. Das geht schon aus den Kategorien hervor, in die man ihre Geräte einteilen kann:

- Vorrichtungen, die den Schläfer daran hindern, auf dem Rücken zu liegen.
- Vorrichtungen, die den Mund geschlossen halten und dadurch die Zunge am Zurücksinken hindern.
- Vorrichtungen zur Streckung des Halses.
- Instrumente, die den Schnarcher aufschrecken oder sonstwie stimulieren.

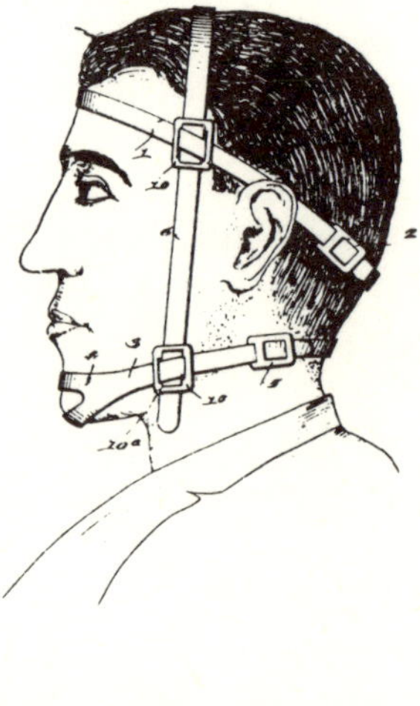

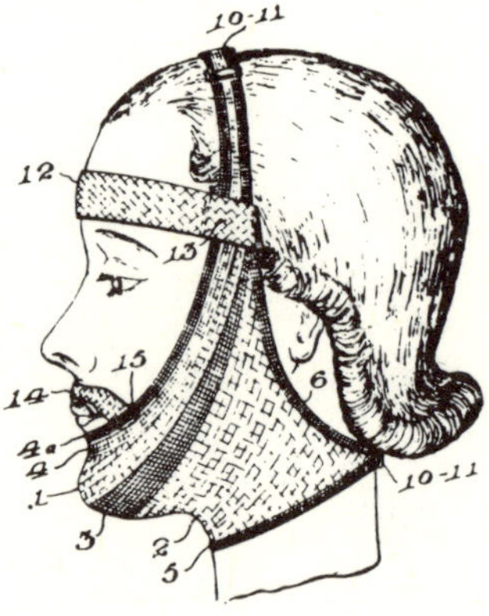

Ausgefallene Patente

Über dreihundert solcher Antischnarch-Erfindungen sind in den Veröffentlichungen des US-amerikanischen Patentamts verzeichnet. Hervorgegangen sind sie wahrscheinlich

– wie so viele Erfindungen – aus der Not, ja Verzweiflung. Nun könnte man vielleicht annehmen, daß so manche arme Ehefrau, nach jahrelangen schlaflosen, durchschnarchten Nächten nicht mehr ein noch aus wissend, aus Verzweiflung zur schöpferischen Tat schritt. Doch nein – so gut wie alle Erfinder sind Männer.

Die Beobachtung, daß die meisten Schnarcher in Rükkenlage zu wahrer Höchstform auflaufen, ist alt. Daher kamen einfallsreiche Menschen bald auf die Idee, daß man den Schnarcher nur dazu bringen müßte, auf der Seite zu schlafen, und schon wäre das Problem gelöst. Schon im amerikanischen Unabhängigkeitskrieg war es üblich, einem schnarchenden Soldaten in eine Tasche auf der Rückseite der Uniform eine Kanonenkugel einzunähen, damit er sich nicht mehr auf den Rücken drehen und damit die Kampfkraft der Truppe durch sein Schnarchen unterminieren konnte.

Im Jahr 1900 entwickelte ein gewisser Leonidas Wilson diese Kanonenkugeltechnik weiter: Ein Lederband, um den Oberkörper des Schnarchers gebunden, hielt einen morgensternähnlichen Gegenstand zwischen seinen Schulterblättern fest – einer derart unbequemen Rückenlage setzte sich unter Garantie kein Schnarchender mehr aus.

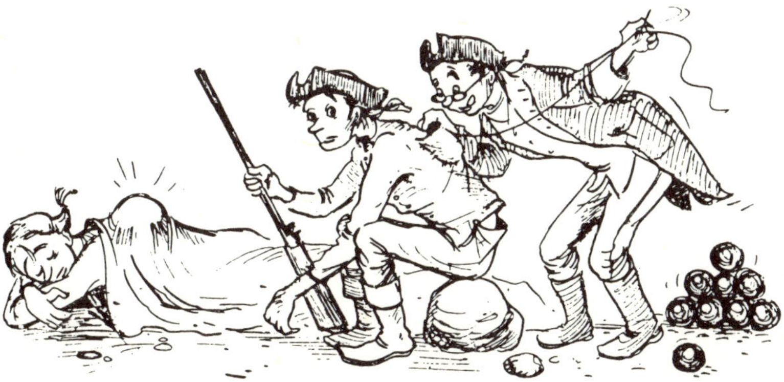

Die Erfindung der »Antischnarchkugel«

In der modernen Version dieser Antischnarchvorrichtung näht man eine Tasche auf den Rücken von Pyjama oder T-

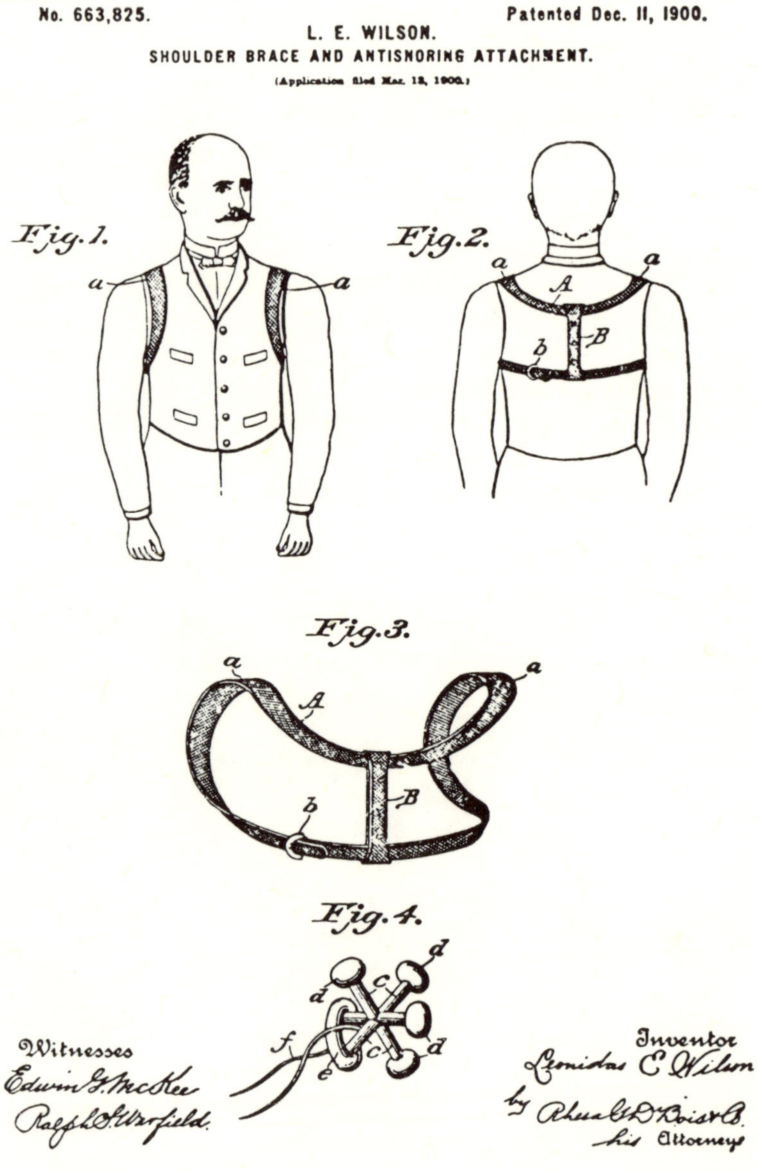

Shirt und steckt einen Tennisball hinein. Auf diese Weise wird dem Schläfer die Rückenlage verleidet, er sucht sich unbewußt eine bequemere Lage und hört dabei – hoffentlich – mit dem Schnarchen auf. Nach ein paar Monaten wirkt diese Konditionierung bei manchen Betroffenen derart günstig, daß sie auf den »Schnarchball« verzichten können und bequem und schnarchlos schlafen.

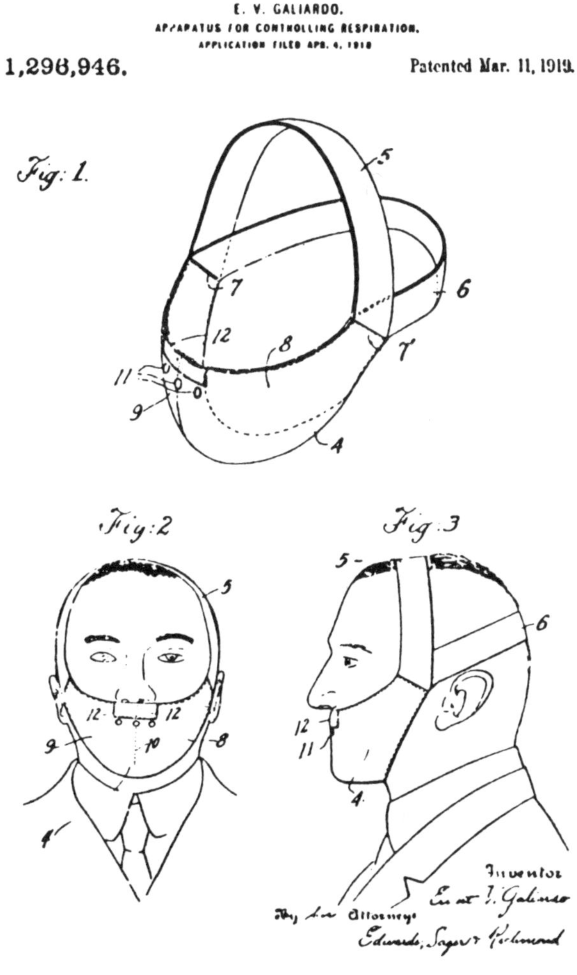

Andere Vorrichtungen sind komplizierter und erinnern manchmal an Zwangsjacken, dazu bestimmt, den Schläfer in Seitenlage zu halten, koste es, was es wolle.

Besonders viel Hirnschmalz wurde bei dem Versuch geopfert, die Mundatmung zu unterbinden. Die daraus entstandenen Produkte, »Munddämme« genannt, fußen auf der simplen Theorie, daß nicht schnarcht, wer stets durch die Nase atmet.

1918 patentierte ERNEST GALIARDO eine elastische, enganliegende Maske, die dem Schläfer übergestülpt wurde und ihm die Kiefer derart zusammenpreßte, daß sein Mund garantiert geschlossen blieb (Abbildung Seite 127). Galiardo

Sept. 16, 1930. R. GARVEY 1,775,718

MOUTH CLOSING DEVICE

Filed March 5, 1928

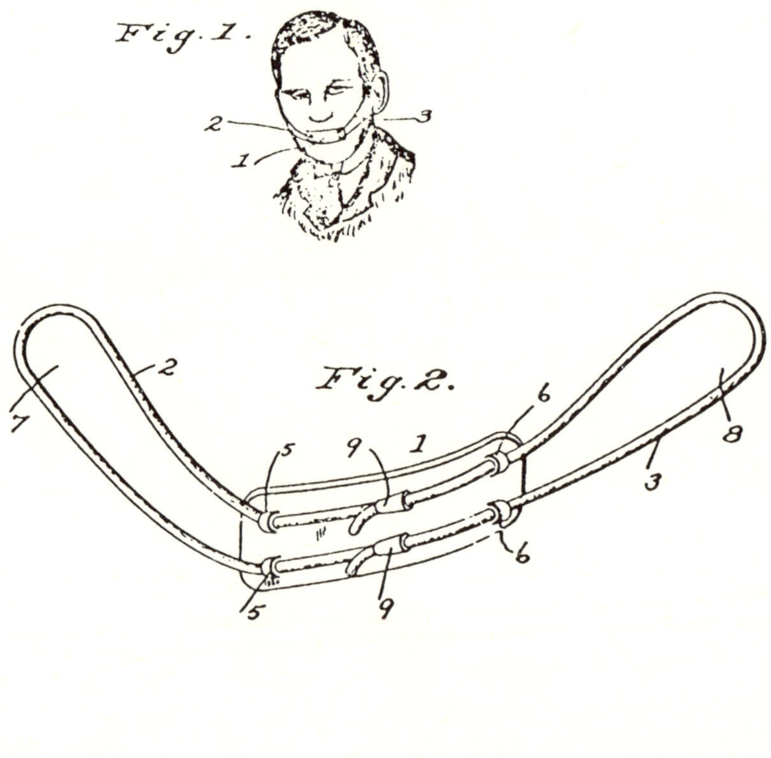

Feb. 3, 1953 E. L. LEPPICH **2,627,268**

ANTISNORING DEVICE

Filed March 2, 1951

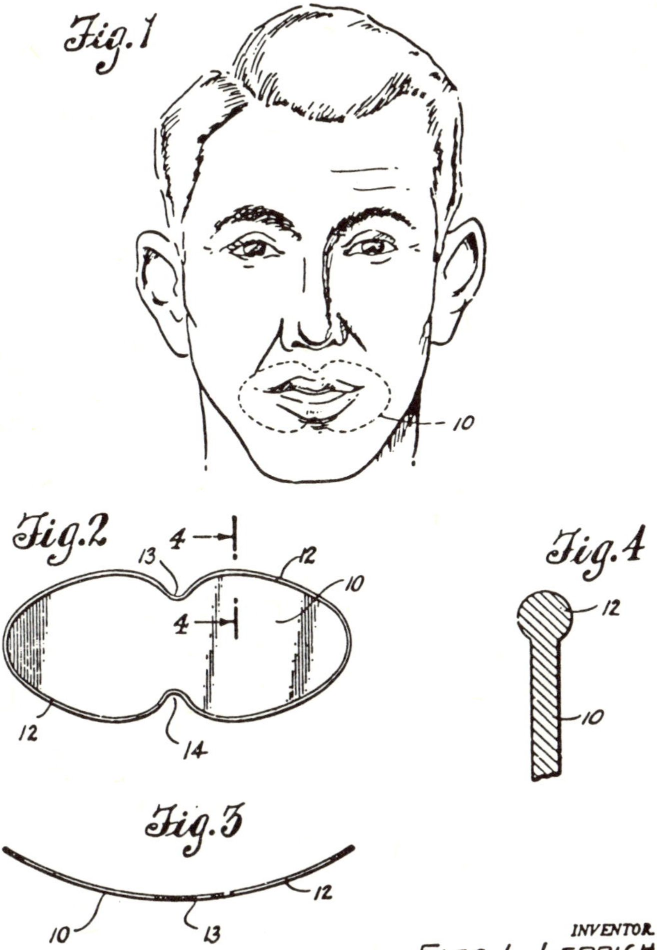

INVENTOR
ELSA L. LEPPICH
BY
Cook & Robinson
ATTORNEY

nannte seine Erfindung einen »Apparat zur Kontrolle der Atmung« – sicher mit vollem Erfolg!

Zehn Jahre später reichte Richard Garvey sein Mundschloß als Patent ein. Es bestand aus einer Art Klinge, die der Schnarcher zwischen die Lippen bekam, einem Bügel, der den Mund verschloß, und Bändern, um das Ganze an den Ohren festzubinden (Abbildung Seite 128).

Und zu guter Letzt noch die Kreation einer Frau: Elsa Leppich gab mit ihr der Welt zu verstehen, was sie vom Gesäge des Herrn Gemahls hielt, als sie 1951 ihr Antischnarchgerät patentieren ließ. Es bestand aus einer Zungenklemme und einem Lippenbügel (Abbildung Seite 129). Leider wissen wir weder über den Erfolg des Apparats noch über das weitere Schicksal der Leppichschen Ehe Bescheid – wir können nur hoffen, daß beides gutging!

Kinn hoch, Burschen!

Andere Erfinder gingen mit einer verwirrenden Vielfalt von Kinnbändern und Kopfbedeckungen aller Art daran, den Mund des Schnarchers mit aller Gewalt geschlossen zu halten. Antischnarchvorrichtungen dieser Art gehören zu den frühesten einschlägigen Schöpfungen.

Schon 1893 legte Francis W. Pulford aus Carson in Michigan ein Patent für eine Kinnbandage vor, die er »Gesichtsformer« nannte. Sieben Jahre später präsentierte Jacob S. Baughman aus Burlington, Iowa, dagegen eine Kopfbandage mit einer beweglichen Kinnschlinge.

Aber so, wie dieses Patent aussieht, war für den darin gefangenen Schläfer jede Bewegung ein unerreichbarer Traum!

Ein Patent, das mir besonders auffiel, als ich die alten Jahrgänge der US-Patentamt-Veröffentlichungen durchblätterte, war ein »Antimundatmungsgerät«, vorgelegt von John W. Rothenberger in Syracuse, Indiana. Ich konnte mir wirklich nicht vorstellen, daß ein Schnarcher, der darin

512,324. BANDAGE. FRANCIS W. PULFORD, Carson, Mich. Filed Apr. 17. 1893. Serial No. 470,605.

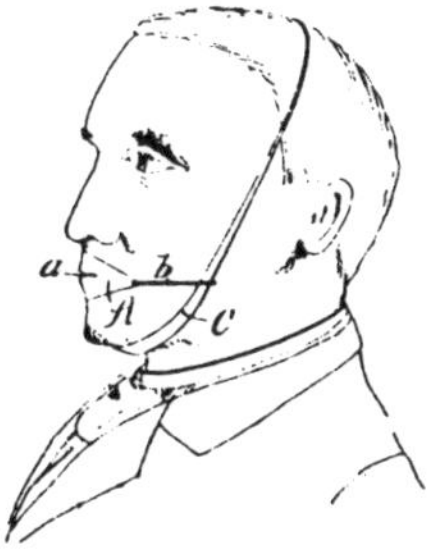

649,896. HEAD-BANDAGE. JACOB S. BAUGHMAN, Burlington, Iowa. Filed Jan. 4, 1900. Serial No. 373.

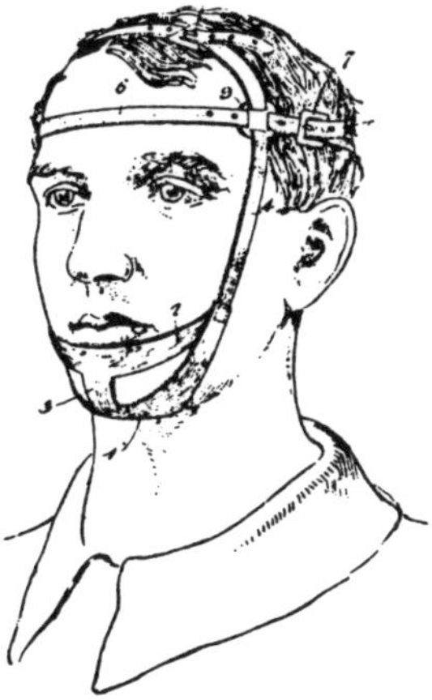

1,339,865. ANTI-MOUTH-BREATHING DEVICE. JOHN W. ROTHENBERGER, Syracuse, Ind. Filed May 29, 1919. Serial No. 300,574.

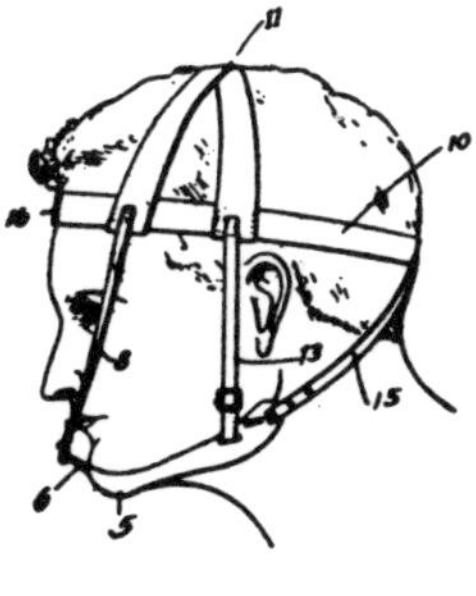

feststeckte, auch nur einen Moment lang fähig war, seine Augen zu schließen.

Sehr einfallsreich erschien mir ein 1948 von Cyrus Johnston patentiertes Gerät zur Immobilisierung des Mundes. Seine Erfindung hatte den zusätzlichen Vorteil, daß gleichzeitig auch der Hals des Schläfers gestreckt und damit die oberen Luftwege freigehalten wurden. Zwar dürfte unter solchen Bedingungen wahrscheinlich mancher Schnarcher am Morgen mit einem steifen Hals aufgewacht sein, aber das Prinzip, die oberen Luftwege durch Hebung des Kinns offenzuhalten, wird auch von der modernen Medizin anerkannt.

2,528,370
DEVICE TO PREVENT MOUTH BREATHING
Cyrus H. Johnston, Richmond, Mo.
Application October 18, 1948, Serial No. 55,032

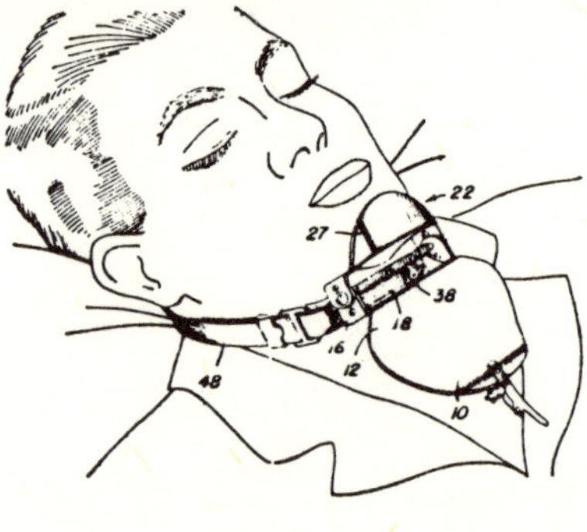

Johnston war somit der Vorläufer von Dr. Robert Elman, einem Arzt aus Saint Louis, der 1961 im *Journal of the American Medical Association* über ein klinisches Experiment berichtete:

»Ein junger Patient schrieb mir aus seinen Flitterwochen angsterfüllt, sein Schnarchen würde wohl seine Ehe zerstören, weil er so furchtbar säge, daß seine junge Frau in einer anderen Kabine schlafen müsse. Ich untersuchte ihn und fand keinerlei Hinweis auf anatomische Veränderungen oder Erkrankungen in Nase oder Rachen. Die üblichen Methoden, ihm die Rückenlage zu verleiden oder zu verhindern, daß er mit offenem Mund schlief, brachten keinen Erfolg. Ich versuchte es daher mit einer neuen Methode. Obstruktives Atmen und Schnarchen fielen mir ein, das so oft bei einer Gesamtanästhesie auftritt, wobei auch das Kinn herunterfällt; das hört sofort auf, wenn man den Nacken streckt. Von dieser Idee ausgehend, stattete ich den Patienten mit einem einfachen, leicht an- und ausziehbaren orthopädischen Kragen aus und ersuchte ihn, diesen des Nachts zu tragen. Der Patient war hocherfreut, denn die Vorrichtung trieb ihm das Schnarchen aus, und seine Frau konnte seit langem wieder einmal ruhig schlafen. Bald darauf konnte er auf den Kragen verzichten, statt dessen genügte ihm eine kleine Nackenrolle. Er ist heute glücklich verheiratet und hat zwei Kinder.«

Dr. Henry Molow aus Brooklyn, New York, wandte sich einer anderen Wurzel des Problems zu und entwickelte einen Nasenapparat, den er das »Besser-atmen-Rohr« nannte. Er bestand aus einem Röhrchen, das, in die Nase eingeführt, die Nasenwege offenhalten und dem Kollaps der weichen Gewebe beiderseits der Nasenöffnung vorbeugen sollte. Aus Berichten seiner Patienten, die mit diesem Gerät ausgestattet wurden, geht hervor, daß sie samt und sonders zu schnarchen aufhörten.

Schuld und Sühne

Kanonenkugel oder Schnarchball verleiden dem Schnarcher die Rückenlage, und zwar nach der Methode von Schuld und Sühne oder Vergehen und Strafe. Der Erfolg dieser Methode führte zur Entwicklung verschiedener moderner Kreationen hinsichtlich der Änderung des nächtlichen Schlafverhaltens – einer Konditionierungstherapie also, die aus Schnarchern friedliche, ruhige Schläfer machen soll.

Der Schnarchstopper, den ich in Versandhauskatalogen entdeckte, befreit den Patienten angeblich »ohne Medikamente oder chirurgischen Eingriff einfach und sicher von

DER SCHNARCHSTOPPER

Gebrauchsanweisung

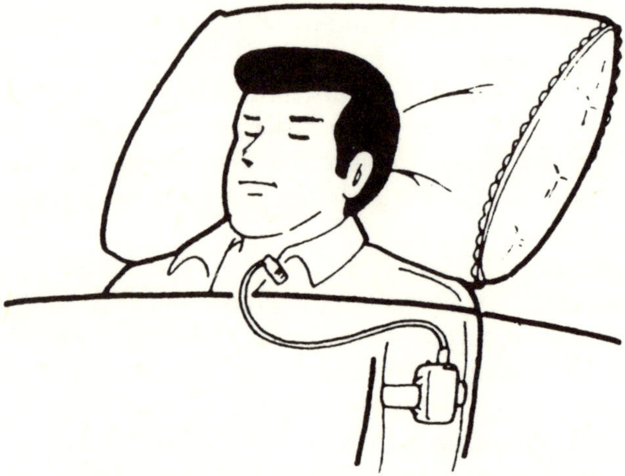

Bitte lesen Sie aufmerksam diese Gebrauchsanweisung, bevor Sie den Schnarchstopper anwenden

seinem Leiden«. Bei diesem Gerät nimmt ein Mikrophon das Schnarchgeräusch auf und setzt einen Mechanismus in Gang, der dem Schnarcher einen derart leichten elektrischen Schlag versetzt, daß er davon nicht aufwacht. Der Schlag wird aber bei jedem lauten Schnarchgeräusch wiederholt. Das Ziel dieser Methode liegt darin, das Schnarchen für den Schläfer mit so viel Unlustgefühlen zu verbinden, daß er letzten Endes lieber darauf verzichtet.

Eine andere Konditionierungsvorrichtung, bestehend aus einem elektrischen Detektor, der als Reaktion auf lautes

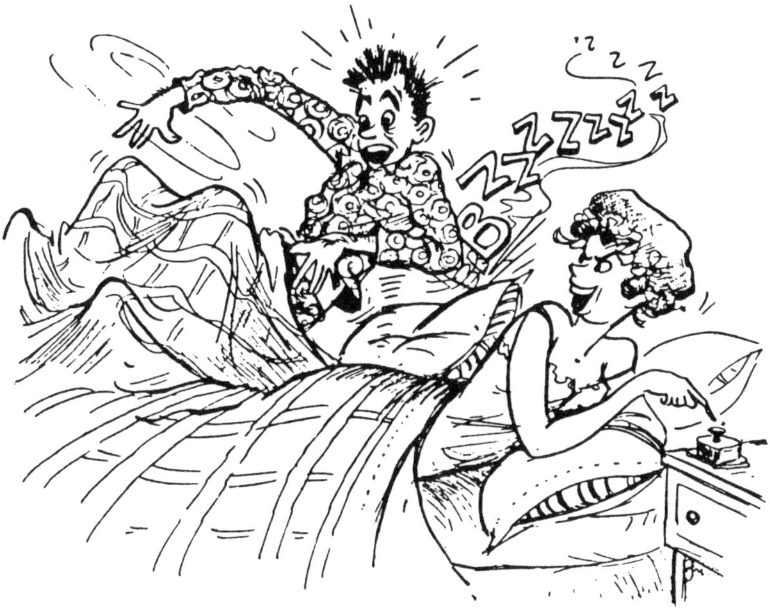

Schnarchen einen Wecker auslöst, wirkt eher boshaft: Der Schnarcher muß aus dem Bett, um die »Höllenmaschine« abzuschalten. Dafür belohnt ihn diese mit einem Bonbon.

Ein wirklich eindrucksvoller Apparat – um nicht zu sagen eine Falle! – ist das »Snorgon 2000 Z«. Hierbei überwacht ein Lärmsensor, während der Schnarcher friedlich einschläft, seine Körperbewegungen, und ein Mikrophon nimmt das anschwellende Schnarchgedröhne auf. Die Aufzeichnung wird fortgesetzt, während das Schnarchen an Lautstärke zunimmt. Sobald der kritische Punkt erreicht ist, läßt ein Seismometer auf den unglücklichen Schnarcher eine ganze Salve von Schnarchabschreckungseffekten los:

- Ein Scheinwerfer leuchtet ihm plötzlich grell in die Augen.
- Ein »lärmaktivierter Nasenzwicker« klemmt seine Nase ein.

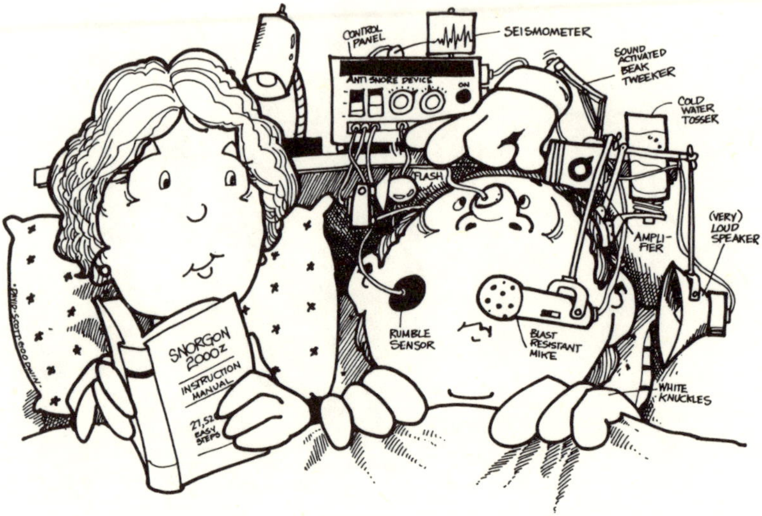

- Über einen Lautsprecher dröhnt ihm sein eigenes höllisches Geschnarche entgegen.
- Gleichzeitig wird ihm ein Glas kaltes Wasser ins Gesicht geschüttet.

Nun mag dieses »Snorgon 2000 Z« ein Triumph der Bosheit sein; nichtsdestoweniger plagen sich zahlreiche Mediziner mit der Entwicklung eines seriösen Antischnarchsystems – darunter auch Dr. Harvey Flack aus England.

1960 führte er Experimente durch, um herauszufinden, warum ein Schnarcher schnarcht und welche Muskel, Gewebe und Organe daran beteiligt sind. In Auswertung ihrer Ergebnisse entwickelten Dr. Flack und seine Kollegen dann eine Reihe von Übungen, die, so hofften sie, die langersehnte Erlösung vom geräuschvollen Übel bringen sollten. Sie wußten, daß der Wert ihrer Theorie sich erst in der Praxis erweisen mußte …

Nie wieder schnarchen mit Dr. Flack

Über eine Annonce in der Zeitschrift der Britischen Ärztevereinigung suchte Dr. Flack nach Freiwilligen für sein Projekt. Die Überschrift lautete: »Schnarcher dringend gesucht«, und die Anzeige schloß mit dem Versprechen: »Wenigstens jeder zweite von Ihnen wird das Neue Jahr als Nichtschnarcher beginnen.«

Die Reaktion übertraf alle Erwartungen. Zeitungen in England und auf der ganzen Welt veröffentlichten das Inserat, und Dr. Flack wurde alsbald von einer wahren Lawine von Zuschriften überrollt. Er hörte nach den ersten dreitausend mit dem Zählen auf, obwohl die Briefe immer noch waschkorbweise eintrafen. Schließlich wählte man zweihundertfünfzig freiwillige Schnarcher aus, die einen repräsentativen Querschnitt von «Gaumenvibrierern« und »Zungenrückfallern« darstellten. Dr. Flack und sein Team machten mit den Kandidaten die verschiedensten Übungen zur Festigung und Verbesserung des Muskeltonus im Hals-, Kiefer- und Zungenbereich. Jede Testperson sollte zwei Wochen lang Abend für Abend die folgenden Übungen durchführen:

- Zehn Minuten nach dem Zubettgehen – natürlich noch vor dem Einschlafen – einen Gegenstand, etwa einen Bleistift, fest zwischen den Zähnen halten. Nach einigen Minuten spürt man ein Ziehen in den Kiefermuskeln, aber das ist nur ein Beweis dafür, daß man es richtig macht.
- Zwei bis drei Minuten lang die Finger fest gegen das Kinn pressen und mit dem Unterkiefer gegen die Kraft der Finger andrücken.
- Die Zunge drei bis vier Minuten lang gegen die unteren Zähne pressen. Wenn Sie keine Zähne mehr haben, dann halten Sie einen Finger an den Mund und pressen mit der Zunge dagegen.

Nach Abschluß der Studie stellte sich heraus, daß sie in vielen Fällen zum Erfolg geführt hatte. Mehr als die Hälfte der »Versuchskaninchen« berichtete, daß ihr Schnarchen stark zurückgegangen sei. Dr. Flack selbst war aber nicht so optimistisch:

»Ich glaube eigentlich nicht daran, daß Schnarchen heilbar ist«, erklärte er. »Vielleicht kann man sagen, daß Menschen, die im Rachen schnarchen und sonst ganz gesund sind, vielleicht zu fünfzig Prozent durch diese Übungen zu heilen sind. Aber für die anderen sind sensationelle Therapieerfolge nicht zu erwarten. Zusammenfassend kann man sagen: Wenn eine Ehe oder sonstige Partnerschaft durch Schnarchen gefährdet ist, dann fällt das ins Gebiet des Eheberaters und nicht des Arztes.«

Immerhin sind die von Dr. Flack entworfenen Übungen völlig ungefährlich und auf jeden Fall der Mühe wert, denn sie dienen der Verbesserung des Muskeltonus in den oberen Luftwegen.

Ein paar Hinweise, »sichere Mittel« betreffend

Nicht alle patentierten Mittel und Methoden gegen das Schnarchen sind auch wirklich ohne Risiko. Sollten Sie jedoch etwas davon versuchen wollen, so empfehle ich folgende Vorsichtsmaßnahmen:

- Wenn Sie eine Vorrichtung benutzen, welche die Mundatmung unterbindet, muß Ihre Nase frei sein. Bei Hindernissen in der Nase, aus welchen Gründen auch immer – durch Erkältung, Allergie, Polypen und dergleichen –, bedürfen Sie vor der Anwendung eines derartigen Instruments medizinischer oder chirurgischer Behandlung.
- Wenn Körperbewegungen durch Bänder oder Kugeln oder ähnliche Gerätschaften unterbunden werden sollen, kann es leicht zu steifen Muskeln und Gelenken sowie zu Störungen der Blutzirkulation kommen.

- Falls Sie den Verdacht haben, daß Ihr Schnarchen von obstruktiver Schlaf-Apnoe begleitet sein könnte, dann gehen Sie lieber zum Arzt und verzichten auf die »Hausmittel«.
- Fallen Sie nicht auf »todsichere« Antischnarchmethoden herein, die in Magazinen und Katalogen angepriesen werden.
- Besprechen Sie alles, was Sie im Rahmen einer Selbsthilfe unternehmen wollen, sicherheitshalber vorher mit Ihrem Arzt, um sicherzugehen, daß nicht irgendwelche Kontraindikationen zur laufenden medizinischen Behandlung bestehen.

Wir haben nunmehr die Ursachen, Wirkungen und möglichen Komplikationen des Schnarchens untersucht, Antischnarchmittel und -methoden, Schlaflabors und zuständiges Fachpersonal kennengelernt. Als nächstes wollen wir uns mit den neuesten Methoden zur Bekämpfung dieses uralten Problems befassen.

8
Moderne Schnarchtherapien

Wäre es nicht herrlich, wenn jeder Schlafpartner eines Schnarchers einfach in die nächste Apotheke gehen könnte, dort ein Fläschchen »Schnarchi-Ex« kauft, davon ein paar Tropfen übers Abendessen der oder des Geliebten tropft – und eine wunderbar stille, schnarchlose Nacht wär' sein Lohn?

Doch leider, leider gibt es diese Wundermittel nicht. Das soll aber nicht heißen, daß Schnarchen nicht trotzdem gemildert oder sogar geheilt werden könnte. Man kann ihm auf verschiedene Art zu Leibe rücken: medikamentös, mechanisch, operativ oder durch eine Änderung der Lebensweise. Welche Methode für Sie am besten ist, hängt weitgehend von Ihren Antworten auf die folgenden Fragen ab:

- Schnarche ich so laut, daß mein Schlafpartner oft oder regelmäßig gestört wird?
- Zieht mein Schnarchen gesundheitliche Probleme nach sich?
- Falls mein Schnarchen mit obstruktiver Schlaf-Apnoe (OSA) in Zusammenhang steht – an welchem Punkt der oberen Luftwege befindet sich die Obstruktion?
- Falls OSA bei einem Schlaftest bereits diagnostiziert wurde, wie hochgradig ist sie dann? Vielleicht schon so weit fortgeschritten, daß Veränderungen der Herzkranzgefäße festgestellt wurden?
- Leiden Sie als Folge der Schlaf-Apnoe an exzessiver Tagesschläfrigkeit, und wenn ja, wie stark?

Umstellung der Lebensweise

Wenn Tests und Beobachtungen ergeben, daß Sie nicht an Schlaf-Apnoe leiden, dann kann Ihr Schnarchen vielleicht schon durch ein paar Umstellungen Ihrer Lebensweise oder Schlafgewohnheiten eingeschränkt oder sogar eliminiert werden.

Ihr Schnarchen hängt vielleicht davon ab, wo und wie Sie schlafen; oder davon, wieviel oder was Sie essen und trinken – und wann. Wenn Sie übergewichtig sind, dann liegt vielleicht hier die Wurzel Ihres Schnarchens. Überlegen Sie, ob die folgenden Tips und Warnungen auf Sie zutreffen.

Schlafgewohnheiten

Ein mögliches Heilmittel gegen das Schnarchen – aber nicht das einzige – wäre die Änderung Ihrer Schlafposition. Befolgen Sie einmal eine Weile lang die folgenden einfachen Ratschläge für einen ruhigen, ungestörten Schlaf:

- Schlafen Sie in einem kühlen, gutgelüfteten Raum (ideale Temperatur zwischen 15 und 18 Grad Celsius).
- Halten Sie störende Geräusche und grelles Licht von Ihrem Schlafzimmer fern, damit Sie davon nicht aus dem Schlaf geweckt werden.
- Hören Sie sich, wenn Sie Schwierigkeiten beim Einschlafen haben, vorher beruhigende Musik an. Auch leise natürliche Geräusche sind gut zum Einschlafen.
- Ein Glas warme Milch beim Zubettgehen kann nur von Nutzen sein. Milch enthält Tryptophan, eine natürliche Aminosäure, die wie ein leichtes Schlafmittel wirkt.
- Schlafen Sie auf einer festen Matratze mit einem flachen Kissen, dann bleibt der Hals gestreckt, und es kommt nicht so leicht zu Behinderungen in den oberen Luftwegen.
- Wenn Sie nur in der Rückenlage schnarchen, dann versuchen Sie doch, in einer anderen Position einzuschlafen. Vielleicht ist es Ihnen auf dem Bauch liegend möglich, wenn Sie einen Arm unter das Kopfkissen legen und den

Kopf darauflegen. Oder aber Sie stützen den Körper links und rechts mit mehreren Kissen ab. Wenn Sie nur in der Rückenlage wirklich einschlafen können, dann versuchen Sie dies ohne Kopfkissen, um dadurch den Hals zu strekken, oder legen Sie sich eine kleine Rolle unters Kinn, damit Ihr Mund in der Nacht geschlossen bleibt.

- Nähen Sie sich eine kleine Tasche zwischen die Schultern Ihres Nachthemdes oder Pyjamas und stecken Sie dann einen Golf- oder Tennisball hinein. Das ist die sogenannte »Schnarchballmethode«, die zwar nicht im klinischen Test erprobt ist, aber dafür in der Mundpropaganda von Schnarchern und Beschnarchten sehr gut abschneidet.

Rauchen

Auf meinem Spezialgebiet, der Hals-Nasen-Ohren-Heilkunde, bemerken wir immer wieder die schädlichen Wirkungen des Rauchens auf das Gewebe der oberen Luftwege. Rauchen bewirkt folgende, das Schnarchen fördernde Veränderungen:

- verstärkte Schleimproduktion in Nase und Rachen;
- Reizung und Schwellung der Schleimhäute im Rachen und in den oberen Luftwegen;
- Reizung der Lungen mit verstärkten Absonderungen in den Bronchien;
- verringerte Sauerstoffaufnahme durch die Lungen.

Daher möchte ich jedem Schnarcher, der sein Gebrechen loswerden will, dringend ans Herz legen, auf dieses Laster zu verzichten.

Alkohol

Die jeweiligen Schnarchpartner beschrieben uns immer wieder aufs ausdrucksvollste, was geschah, wenn ihr Schnarcher einmal ein bißchen zuviel hinter die Binde gegossen hatte. Alkohol wirkt dämpfend auf das Zentralnervensystem, dadurch wird der Schlaf tiefer, die Muskelentspannung größer – und das Schnarchen gravierender.

- Ein Schlaftest mit Männern mittleren Alters, die sonst kaum schnarchten, ergab, daß sie nach erhöhtem Alkoholgenuß sehr wohl heftig zu sägen begannen.
- Alkohol kann Apnoe bei schweren Schnarchern hervorrufen, die bis dahin nicht darunter litten.
- Eine Gruppe von Patienten mit milder OSA zeigte nach Konsumierung größerer Alkoholmengen eine signifikante Steigerung nicht nur in der Stärke, sondern auch in der Häufigkeit der Apnoen.
- Durch Alkohol wird die Muskelaktivität in den oberen Luftwegen herabgesetzt, wodurch jene Muskeln, die den Kehlkopf stützen, eher zu Vibration und Kollaps neigen.
- Alkohol dämpft den Weckreflex im Atemzentrum des Gehirns, und zwar durch eine herabgesetzte Empfindlichkeit für die Stoffwechselveränderungen aufgrund verminderten Sauerstoffs und erhöhten Kohlendioxyds, die als Folge der Schlaf-Apnoe auftreten.

Auf diese wissenschaftlichen Erkenntnisse gestützt, können wir Schnarchern und Beschnarchten folgenden Rat geben:

- Vermeiden Sie tunlichst, vor dem Schlafengehen einen alkoholischen Schlummertrunk zu sich zu nehmen.
- Leichte Schnarcher sollten nur mäßig trinken.
- Schwere Schnarcher und OSA-Patienten sollten ihren Alkoholkonsum drastisch einschränken oder am besten gänzlich aufgeben.

Die rezeptfreie Selbstbehandlung

Für Medikamente, die man ohne Rat eines Arztes und ohne Rezept kaufen kann, werden jedes Jahr Milliarden ausgegeben. Viele dieser Mittel beeinflussen das Zentralnervensystem und unterscheiden sich damit in ihrer Wirkung auf das Gehirn eigentlich kaum von Alkohol.

Vor allem Erkältungspräparate hält man für völlig harmlos und ungefährlich. Aber zahlreiche enthalten Sedativa, die die Atmung beeinflussen und daher mit größter Vorsicht zu genießen sind, gesetzt den Fall, daß Sie unter schlafabhängigen Atemstörungen leiden.

Falls Sie etwas gegen Ihr Schnarchen unternehmen wollen, dann vergessen Sie nicht, Ihrem Arzt mitzuteilen, wenn Sie Nasensprays, Aspirin oder andere, nicht rezeptpflichtige Medikamente regelmäßig einnehmen, denn es ist durchaus möglich, daß durch diese Mittel Ihr Schnarchen verstärkt wird. Der Arzt kennt wahrscheinlich Präparate mit weniger ausgeprägten Nebenwirkungen.

Gewichtsabnahme

Wir wissen zwar noch nicht genau, warum das so ist, aber daß Übergewicht Schnarchen und Schlaf-Apnoe fördert, steht jedenfalls fest, und zwar aus folgenden Gründen:

- Die Fettablagerungen an Hals und Nacken von übergewichtigen Menschen verengen in Verbindung mit einem schlechten Muskeltonus die oberen Atemwege, so daß sie für Hindernisse anfälliger werden.
- Wenn in Rückenlage ein vergrößertes Abdomen auf das Zwerchfell drückt, dann kann sich die Lunge nicht weit genug ausdehnen, was eine ausreichend tiefe Durchatmung beeinträchtigt.

Nun können wir zwar nicht präzise angeben, wieviel Gewicht ein Patient verlieren muß, um Schnarchen und Apnoe einzuschränken; es ist jedoch klar, daß ein Gewichtsverlust OSA mildern, ja manchmal gänzlich heilen kann.

- Schlafuntersuchungen haben erwiesen, daß ein Gewichtsverlust von zehn bis 25 Prozent Apnoe heilen oder jedenfalls merklich mildern kann.
- Eine Studie mit deutlich übergewichtigen Männern, die ihr Normalgewicht um mehr als das Doppelte überschritten, hat gezeigt, daß sich bei einem Gewichtsverlust von dreißig bis sechzig Prozent die durchschnittliche Zahl der Apnoen pro Stunde von siebzig auf zehn verringerte.

Wenn Sie übergewichtig sind und schnarchen, dann ist es also das allerwichtigste, daß Sie zunächst einmal abnehmen. Ernährungsberater haben dafür die folgenden Grundregeln entwickelt:

- Zählen Sie Kalorien! Halten Sie sich immer vor Augen, wieviel Kalorien im Fett-, Eiweiß- und Kohlehydratanteil Ihrer täglichen Nahrung enthalten sind. Lesen Sie die Angaben auf den Fertiggerichten; nehmen Sie teil an Vorträgen und Seminaren über Ernährungskunde; bitten Sie Ihren Arzt um entsprechende Hinweise auf Broschüren, Artikel, Bücher über Ernährung, Diäten, Nährwert von Nahrungsmitteln.
- Entwickeln Sie Kalorienbewußtsein. Wiegen Sie Ihre Portionen genau und ehrlich ab, ersetzen Sie kalorienreiche Nahrungsmittel in Ihrer täglichen Diät durch solche mit einem geringeren Kaloriengehalt.
- Der Anteil an Fettkalorien in Ihrer täglichen Nahrung sollte nicht mehr als dreißig Prozent ausmachen.
- Essen Sie am Abend möglichst leicht. Die Hauptmahlzeit sollte das Mittagessen sein. Essen Sie nie so viel, daß Sie ein Völlegefühl verspüren.
- Meiden Sie modische Kuren. Vorsicht bei Diätpillen und anderen Dingen, die angeblich einen raschen, leichten, todsicheren Gewichtsverlust garantieren.
- Abnehmen können Sie nur mit Diät *und* Bewegung. Regelmäßige körperliche Bewegung ist wesentlicher Bestandteil jeder Gewichtsreduktion. Die Diät allein richtet sich eher gegen die mageren Muskeln in Ihrem Körper; erst durch zusätzliche Bewegung können Sie das loswerden, was Sie wirklich verlieren wollen: den Speck!
- Nicht schaden kann die Teilnahme an einer Selbsthilfe- oder einer von qualifizierten Ernährungswissenschaftlern überwachten Diätgruppe. Jede Diät sollte zu einer geänderten Lebensweise und zu besseren, gesünderen Eßgewohnheiten führen.

Zugegeben – es ist nicht leicht, eine Diät zu beginnen und durchzuhalten, und besonders schwer tun sich damit starke Schnarcher und OSA-Patienten, denn sie leiden ja ohnehin an einer durch Sauerstoffmangel hervorgerufenen Mattigkeit und Energielosigkeit während des Tages. Mit dem bißchen Energie, das ihnen nach ihren gestörten Nächten noch

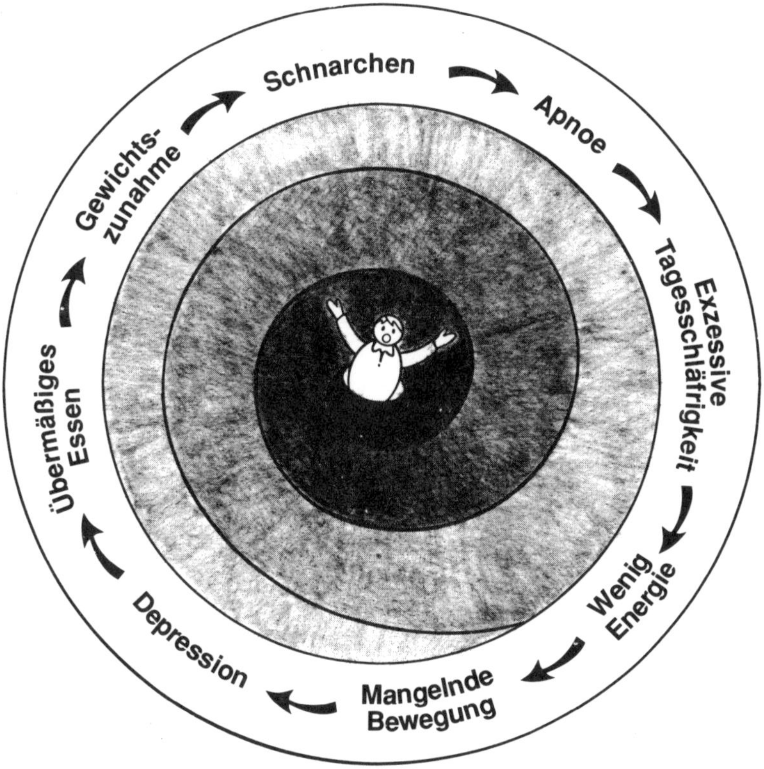

Das Schnarchen ist ein Teil des gesundheitsgefährdenden Teufelskreises

bleibt, können sie sich zu regelmäßiger Bewegung kaum aufraffen, und daraus entsteht dann der auf dieser Seite dargestellte Circulus vitiosus.

Aber geben Sie die Hoffnung nicht auf, auch wenn Sie sich bereits als Gefangener dieses Kreislaufs fühlen. In einem späteren Teil dieses Kapitels komme ich auf bestimmte Möglichkeiten zu sprechen, die Sie unterstützen und Ihnen dabei helfen sollen, den Teufelskreis zu durchbrechen.

Medikamentöse Behandlung

In Medizinerkreisen geht man der Frage, inwieweit Schnarchen und OSA medikamentös behandelt werden können, mit großer Intensität nach, aber bisher hat sich noch kein Allheilmittel gefunden. Bestimmte Medikamente, die eigentlich vom theoretischen Standpunkt aus nützen sollten, enttäuschten in der Praxis; andere zeigen unangenehme, ja sogar gefährliche Nebenwirkungen. Aber wir geben die Hoffnung nicht auf, und es sind ja auch Präparate verfügbar, die das Schnarchen wenigstens lindern können.

Medikamente, die zur Zeit von Ärzten verschrieben werden, haben unter anderem folgende Wirkungen:

- Öffnung der nasalen Atemwege,
- Anregung der Atmung,
- Unterstützung des Wachseins,
- Unterdrückung des REM-Schlafstadiums.

Betrachten wir nun diese einzelnen Medikamentengruppen: wann sie angezeigt sind, was sie bewirken – und ihre Nebeneffekte.

Medikamente zur Öffnung der nasalen Atemwege

Eine blockierte Nase kann, wie wir gesehen haben, Schnarchen verursachen oder verstärken. Rezeptfreie Nasentropfen und -sprays vermögen vielleicht die verstopften nasalen Luftwege zu öffnen – wodurch Sie zwar eine Weile freier atmen können –, sie setzen aber auch eine gefährliche Spirale in Gang. Das spielt sich auf folgende Weise ab: Die in den Nasentropfen enthaltenen Chemikalien lösen die Verlegung, indem sie die geschwollenen Blutgefäße und Schleimhäute der Nase glätten. Sobald die Wirkung abgeklungen ist, dehnen sich aber die Blutgefäße wieder aus, und die Schleimhäute schwellen wieder an. Benutzt man diese Mittel nun öfter, dann verlieren die Membranen ihre Elastizität und bleiben dauernd geschwollen.

Hier nun meine Meinung zu einigen häufig verwendeten Produkten:

- *Einfache salinische Sprays* können die Schleimhäute befeuchten. Diese weitverbreiteten Präparate enthalten nur Salzwasser, sonst gar nichts, und zeigen keine ungünstigen Nebenwirkungen auf die Nasenschleimhäute an. Aber bitte erzeugen Sie nicht Ihre eigenen Sprays! Es klingt natürlich verlockend einfach, einer Flasche Wasser ein paar Teelöffel Salz zuzufügen und somit seinen eigenen »Nasenräumer« herzustellen, aber ich rate davon ab. Leisten Sie sich ein kommerzielles Mittel, denn es enthält genausoviel Salz wie Ihr Blutplasma (physiologische Kochsalzlösung). Wenn Sie Ihrem eigenen Hausmittel zuviel Salz beigeben, dann könnten Sie sich damit die Schleimhäute verätzen, oder aber Sie erreichen nicht den gewünschten Befeuchtungseffekt.
- *Ein neuer Nasenspray-Typ, genannt »Phosphocholanamin«* (ein Lezithin-Derivat, eine natürliche Substanz, die in Sojabohnen und anderen Nahrungsstoffen enthalten ist), mildert das Schnarchen durch Schmierung der Nasenluftwege. In einer klinischen Erprobung dieses Medikaments an der Schlafklinik der Universität von Toronto zeigten fast fünfzig Prozent der Versuchspersonen eine verringerte Häufigkeit und Intensität des Schnarchens. Das Mittel ist, soweit sich bisher sagen läßt, ungefährlich, hat aber zumindest in den Vereinigten Staaten noch nicht die Zulassung durch die amerikanische *Food and Drug Administration* (FDA) erhalten.
- *Nasensprays mit synthetischem Kortison,* wie sie gegen Allergien eingesetzt werden, nützen nicht nur bei saisonalem Heuschnupfen und dauernder Nasenallergie, sondern auch gegen das Schnarchen, das auf eine blockierte Nase zurückzuführen ist. Meiner Meinung nach sind diese Präparate vollkommen ungefährlich. In klinischen Studien fand sich keinerlei Hinweis auf jene Nebenwirkungen, die bei Medikamenten mit systemischem Kortison auftreten. Derartige Mittel sind allerdings rezeptpflichtig.

Medikamente zur Anregung der Atmung

Viele Mittel zur Behandlung bestimmter Lungenleiden wie beispielsweise Asthma finden auch bei Schnarchen und OSA Anwendung.

- *Progesteron.* In der Schwangerschaft und zu bestimmten Phasen des weiblichen Monatszyklus sind Frequenz und Intensität der Atmung erhöht. Forscher konnten die gleiche Wirkung bei Männern hervorrufen, indem sie ihnen Progesteron verabreichten, ein weibliches Sexualhormon. Man hat daher dieses Mittel auch zur Behandlung eines bestimmten Apnoe-Typs bei starken Schnarchern eingesetzt. Theoretisch ist die Wirkung dadurch zu erklären, daß Progesteron das Atemzentrum des Gehirns anregt und die Fettzellen im Körper umverteilt.
  Indikationen: Progesteron ist vor allem bei übergewichtigen, starken Schnarchern mit vorwiegend zentraler Apnoe angebracht.
  Nebenwirkungen: Haarausfall, Impotenz, Abnahme des Sexualtriebs. Diese Begleiterscheinungen hören meistens wieder auf, wenn das Mittel abgesetzt wird und können bei Verabreichung von männlichen Hormonen wieder rückgängig gemacht werden. Ein klarer Nachteil von Progesteron ist darin zu erblicken, daß es bei Frauen nach der Menopause Blutungen der Gebärmutter hervorrufen kann, bei älteren Männern dagegen die Neigung zu Tumoren der Prostata verstärkt. Eindeutig schädlich ist Progesteron für Patienten mit Leberschäden oder Störungen bei der Blutgerinnung.
- *Acetazolamid.* Dieses Nierentonikum regt die Atmung an, indem es den Säuregehalt des Blutes verstärkt. Eine derartige chemische Veränderung ist als »Stoffwechsel-Azidose« bekannt, das heißt als Störung des Säure-Basen-Haushalts im Körper.
  Indikation: Bei zentraler Apnoe wurde das Medikament bereits gelegentlich mit Erfolg eingesetzt. Von einer günstigen Wirkung hinsichtlich der Behandlung von OSA ist hingegen nichts bekannt.

Nebenwirkungen: Benommenheit, Kribbeln in Händen und Füßen, Schläfrigkeit, Verwirrungsszustände. Nicht zu empfehlen bei Leber- oder Nierenschwäche.

- *Theophyllin.* Dieses Medikament, das auch bei der Behandlung von Asthma Verwendung findet, regt die Atmung an, indem es das Atmungszentrum des Gehirns für die stimulierende Wirkung von Kohlendioxyd empfänglich macht.
  Indikationen: Bei zentraler Apnoe mit einigem Erfolg eingesetzt, bei OSA aber offenbar wirkungslos.
  Nebenwirkungen: Übelkeit, Reizbarkeit, Herzrhythmusstörungen.

Medikamente zur Unterstützung des Wachseins

- *Amphetamine.* Derartige Stimulantien zeigen zwar keine direkte Wirkung auf OSA, können aber insofern Erleichterung bringen, als sie die daraus resultierende exzessive Tagesschläfrigkeit (ETS) bekämpfen. Unter Umständen werden sie für kurze Zeit verschrieben, wenn andere Behandlungsmöglichkeiten versagen, eventuell auch für Patienten, die mit mechanischer oder operativer Therapie nicht einverstanden sind.
  Nebenwirkungen: Angst- und Erregungsgefühle, Insomnie (Schlaflosigkeit), Gewichtsverlust. Amphetamine können abhängig machen und zu Mißbrauch führen.

Medikamente zur Unterdrückung des REM-Schlafstadiums

OSA und stärkstes Schnarchen sind Begleiterscheinungen des REM-Schlafs, daher kann ein Mittel, das diese Schlafphase verkürzt, auch die Apnoe-Episoden verringern.

- *Protriptylin.* Das am häufigsten verwendete Medikament gegen ETS als Folge von OSA; verkürzt den REM-Schlaf, jenes Schlafstadium mit den meisten Apnoe-Episoden.
  Indikation: Das Medikament wird für Schnarcher mit leichter bis mäßiger OSA, die gleichzeitig an ETS leiden, empfohlen.

Nebenwirkungen: Trockenheit im Mund, Harnverhalten, Herzrhythmusstörungen. Bei Einnahme von Protriptylin kann es zu verstärkten Muskelbewegungen (besonders der Beine) im Schlaf kommen. Nicht angezeigt für Patienten über sechzig, für Übergewichtige, für Patienten mit psychologischen oder emotionalen Störungen.

Apparate zur Stützung der oberen Luftwege

Wenn eine Änderung der Lebensweise nicht möglich ist und die vorher beschriebenen medikamentösen Therapien nicht wirken oder nicht in Frage kommen, kann man sein Heil in Apparaten suchen.

1980 entwickelten ROSALIND CARTWRIGHT und CHARLES SAMUELSON in Chicago für Patienten, die an schlafabhängiger Obstruktion der oberen Luftwege litten, einen Zungenretraktor. Diese Vorrichtung aus weichem Plastik zieht die Zunge mittels Saugwirkung nach vorne und erweitert gleichzeitig den Atemweg im Rachenraum. Schwere Schnarcher und leichte bis mittelschwere Apnoiker können sich unter Umständen daran gewöhnen, jede Nacht drei bis vier Stunden lang mit diesem Apparat zu schlafen. Länger geht es meistens nicht, weil sich erstens die Saugwirkung abschwächt und zweitens die Sache zu unbequem wird.

Empfohlen wird diese Vorrichtung für schwere Schnarcher sowie für OSA-Patienten, bei denen eine andere Behandlung nicht in Frage kommt oder die sich zu einem chirurgischen Eingriff nicht entschließen können. Die 1982 veröffentlichten Ergebnisse diesbezüglicher klinischer Tests zeigen, daß mit dem Zungenretraktor nicht nur das Schnarchen überhaupt, sondern auch die Länge und Häufigkeit der Apnoen drastisch reduziert werden kann. Über die Hälfte der untersuchten Patienten berichteten überdies von einer deutlichen Minderung ihrer exzessiven Tagesschläfrigkeit.

Andererseits können manche Leute mit einem Apparat im Mund einfach nicht einschlafen. Wenn Sie sich zu einem Versuch entschließen, dann lassen Sie zuerst von einem HNO-Spezialisten prüfen, ob Ihre nasalen Luftwege frei sind, denn der Zungenretraktor blockiert natürlich jegliche Atmung durch den Mund. Unter Umständen ist sogar ein kleiner Eingriff notwendig, bevor Sie dieses oder andere hier beschriebene Geräte einsetzen können.

Von den schnarchverhindernden Zungen- und Zahnregulatoren, die in den letzten Jahren auf den Markt kamen, sind einige relativ einfach einzusetzen, andere dagegen müssen von einem Dentisten oder Zahnarzt sorgfältig eingepaßt werden.

Alle diese Vorrichtungen schließen fest über den Zähnen und erweitern den Rachenluftweg, indem sie den Unterkiefer nach vorne ziehen.

Der sogenannte »medizinische Mundapparat« verfolgt den kombinierten Zweck, den weichen Gaumen zu heben, den Luftdruck im Mund-Rachen-Raum auszugleichen und gleichzeitig den Unterkiefer weiter vorne zu halten. Der Apparat gehört zu den wenigen, die vom FDA zugelassen sind. In klinischen Tests erwies sich, daß über fünfzig Prozent der behandelten Apnoiker und schweren Schnarcher davon profitierten.

Ein anderes und ebenfalls recht vielversprechendes Gerät wurde von Wolfgang W. Schmidt-Nowara und Thomas Meade an der Universität von New Mexico entwickelt. Es kann von jedem Zahnarzt eingepaßt werden, und die meisten Patienten versichern, damit durchaus die ganze Nacht lang leben zu können. Beim klinischen Versuch ließen achtzig Prozent der schweren Schnarcher mit leichter bis mittelschwerer Apnoe eine Besserung und Einschränkung ihrer ETS erkennen. Das Schnarchen ging bei fast allen zurück oder wurde sogar gänzlich eliminiert.

Derartige »Prothesen« sind überdies gute Anzeiger dafür, ob eine chirurgische Maßnahme empfehlenswert ist oder nicht. Nützen sie, dann bringt wahrscheinlich auch ein Eingriff Erleichterung oder Heilung. Man setzt sie auch dann ein, wenn der Allgemeinzustand des Patienten eine Operation nicht ratsam erscheinen läßt, oder wenn bereits ein Eingriff in den oberen Luftwegen stattgefunden, aber nicht den erhofften Erfolg gebracht hat.

Wenn Sie die Anschaffung eines derartigen Geräts überlegen, dann würde ich Ihnen empfehlen:

- *Lassen Sie einen kompletten Schlaftest samt Untersuchung der oberen Luftwege machen.* Anschließend besprechen Sie mit Ihrem Arzt, ob ein solches Gerät für Sie in Frage kommt.
- *Achten Sie darauf, daß das Gerät wirklich gut sitzt.* Zungen- und Zahnregulatoren werden üblicherweise von Zahnärzten eingepaßt, Ihr Hausarzt kennt sich in dieser Hinsicht wahrscheinlich nicht aus. In einem Schlaflabor kann man Ihnen sicher einen einschlägig gebildeten Facharzt empfehlen.
- *Erkundigen Sie sich nach den Kosten.* Manche Geräte sind relativ einfach und können mit einem oder zwei Zahnarztterminen nach mehreren vorhergehenden Röntgenaufnahmen des Schädels ohne weiteres angebracht werden. Bei anderen sind mehrere Arztbesuche erforderlich, was die Sache unter Umständen verteuert.
- *Fassen Sie sich in Geduld.* Bedenken Sie, daß das Gerät zunächst sicher nicht sehr bequem sein wird. Eine gewisse Gewöhnungsperiode ist unumgänglich, bevor Sie sich damit wohl fühlen.
- *Seien Sie ehrlich zu Ihrem Arzt.* Nicht in jedem Fall von Apnoe darf von diesen Apparaten Heilung erwartet werden. Wenn Sie das Gerät nach einiger Zeit noch immer stört und beim Atmen beengt oder wenn Sie das Gefühl haben, daß weder Schnarchen noch die Apnoe-Symptome sich bessern, dann sagen Sie das Ihrem Arzt ganz offen und erkundigen Sie sich nach anderen Behandlungsmöglichkeiten.

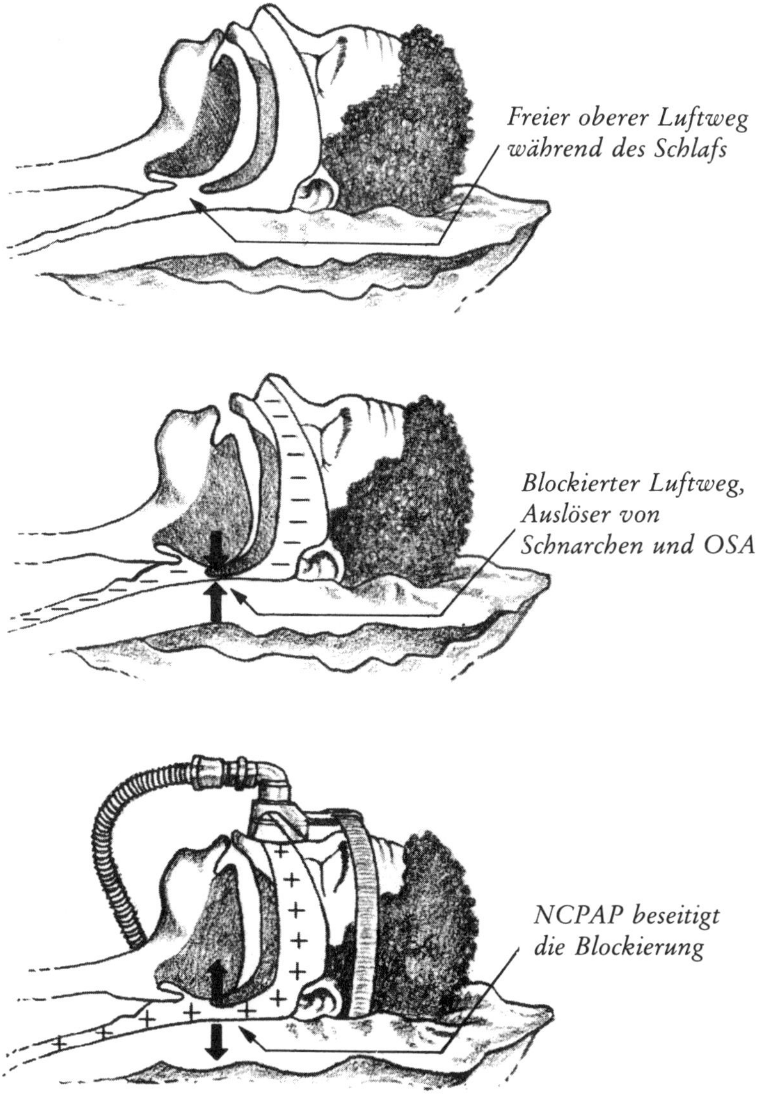

Die Illustration oben zeigt normale Luftwege. In der Mitte sehen Sie einen blockierten Luftweg. Die Nasale kontinuierliche Überdruckbeatmung verstärkt den Druck der einströmenden Luft und beseitigt dadurch die Verlegung der Nase (unten)

Nasale kontinuierliche Überdruckbeatmung

Colin Sullivan von der Universität Sydney in Australien beschrieb 1981 eine Methode, um den Kollaps der oberen Luftwege zu verhindern, und zwar mittels einer Pumpe, die im Schlaf den Rachenraum unter gleichbleibendem Druck hält. Die Pumpe, auch *Nasal Continuous Positive Air Pressure (NCPAP)* oder Nasale kontinuierliche Überdruckbeatmung genannt, erzeugt im kollabierbaren Teil der oberen Luftwege genügend Überdruck, damit die Atemwege offen bleiben und darin gehindert werden, in den besonders entspannten Schlafphasen zu erschlaffen oder zu kollabieren.

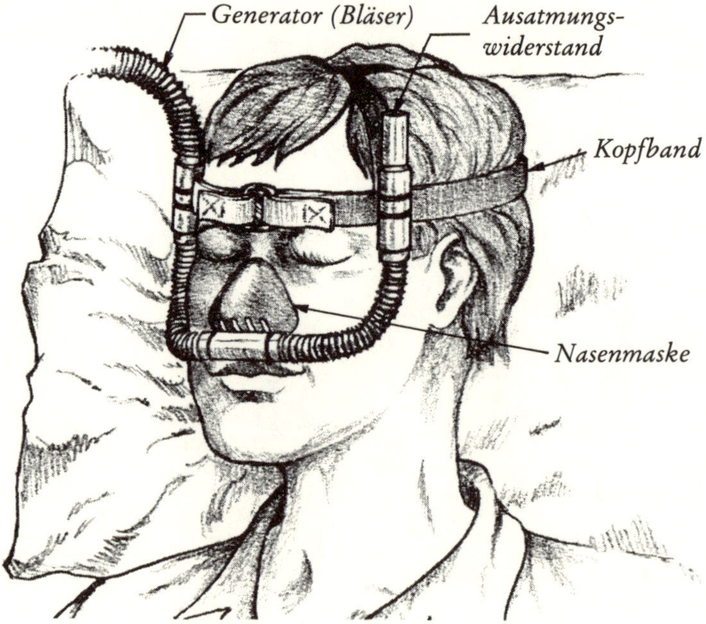

Die Nasale kontinuierliche Überdruckbeatmungsmaske (NCPAP) ist so bequem, daß man mit ihr ohne weiteres die Nacht durchschlafen kann

NCPAP ist günstig für starke Schnarcher sowie Apnoiker sämtlicher Schweregrade und hat sich überhaupt bei der Therapie von schlafabhängigen Störungen insgesamt als sehr erfolgreich herausgestellt.

Das NCPAP-Gerät ähnelt einem kleinen Computer, wiegt zwischen vier und neun Kilogramm und ist tragbar. Es besteht aus folgenden Teilen:

- einem Generator zur Erzeugung des Luftdrucks, dem sogenannten Bläser;
- einer enganliegenden Nasenmaske mit Kopfbändern;
- einem beweglichen Verbindungsschlauch zwischen Generator und Maske sowie
- einem Ventilsystem zur Regulierung des Luftdrucks.

Nach einem vorbereitenden Schlaftest verbringt der Patient eine weitere Nacht in einem Schlaflabor und läßt sich von Assistenten in den Gebrauch des Geräts einweisen. Die Maske muß so dicht schließen, daß keine Luft entweichen kann. Sie besteht aus einem weichen Material – meist aus geformtem Silikon – und wird gut vertragen.

Sobald der Patient eingeschlafen ist, stellt der Assistent die Luftzufuhr auf dem Gerät derart ein, daß durch den Überdruck die Apnoen eliminiert werden. Auf diese Weise verbringt der Patient eine störungsfreie Nacht, während der Assistent in regelmäßigen Abständen überprüft, ob auch tatsächlich keine Apnoen mehr auftreten.

Fühlt sich der Patient am Morgen wohl und erfrischt und möchte nun die NCPAP zu Hause versuchen, dann kann er das Gerät kaufen oder auch eins von Firmen, die sich auf deren Verleih spezialisieren, mieten. Wenn der Therapie Erfolg beschieden ist, verschwindet die exzessive Tagesschläfrigkeit meistens schon nach wenigen Tagen, und der Patient wird sich wieder allen körperlichen und geistigen Tätigkeiten zuwenden, die ihm durch seine Schlaf-Apnoe versagt waren. Wenn unter Umständen Apnoen und ETS nach einiger Zeit wieder einsetzen, schafft Neueinstellung des Geräts durch den Techniker Abhilfe.

Im allgemeinen werden Ersteinstellung und Anpassung für die Nasale kontinuierliche Überdruckbeatmung in einem Schlaflabor vorgenommen; falls nötig, läßt sich das aber auch zu Hause durch einen ausgebildeten Techniker mit einem tragbaren Heimmonitor durchführen.

Die Nasale kontinuierliche Überdruckbeatmung hat etwa 85 Prozent aller OSA-Patienten geholfen. In den meisten

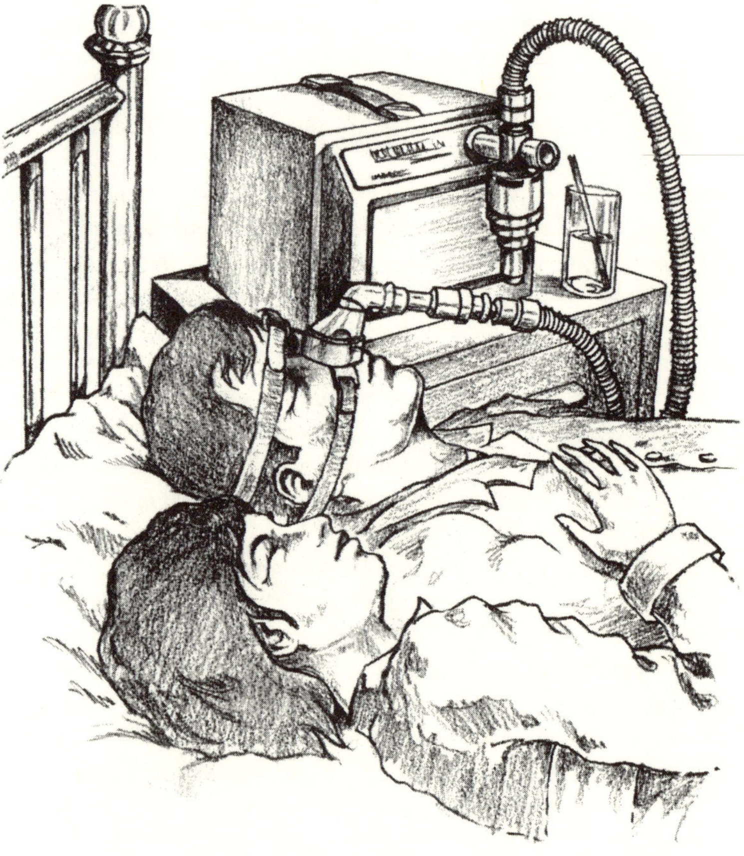

Die Nasale kontinuierliche Überdruckbeatmung bewirkt einen störungsfreien Schlaf für Schnarcher *und* Beschnarchte

Fällen verschwanden die Apnoen, das Schnarchen hörte auf, und der Patient und sein Partner konnten ohne weitere Störungen durchschlafen.

NCPAP hat sich vor allem in folgenden Fällen bewährt:

- Bei starken Schnarchern, die trotz Änderung ihrer Lebensweise und Gewichtsreduktion weiterschnarchten.
- Bei Schnarchern mit ETS.
- Bei starken Schnarchern mit Apnoe, für die eigentlich ein Eingriff in Frage käme, die aber zuerst noch eine konservative Therapie versuchen möchten.
- Bei Apnoikern, denen eine Gewichtsreduktion besonders schwerfällt, wofür der auf Seite 147 beschriebene Circulus vitiosus ausschlaggebend sein kann.
- Bei postoperativen Patienten. Durch den Überdruck bei NCPAP kann eine Verlegung der Luftwege durch postoperative Schwellungen im Rachenraum beseitigt werden. Auch die Beseitigung von Gefahren eines postoperativen Atemstillstands als Folge der Anästhesie oder der Einnahme von Schmerz- und Beruhigungsmitteln ist auf diese Weise möglich.
- In Fällen, bei denen die Schlafstudie auf zentrale OSA deutet, während der Patient in Wirklichkeit an gemischter Apnoe oder an OSA leidet. Man spricht dann von »zentralartiger« Apnoe und empfiehlt NCPAP.
- Wenn ETS auf OSA oder Narkolepsie zurückgehen könnte, wird die Diagnose durch NCPAP erleichtert: Exzessive Tagesschläfrigkeit, die auf OSA beruht, ist durch die Überdruckbeatmung zu beeinflussen, dagegen bleiben die Symptome einer Narkolepsie bestehen.

Trotz ihrer vielen Vorzüge erweist sich aber auch NCPAP nicht in allen Fällen als ideal. Zu den möglichen Nachteilen gehören:

- Zwischen fünfzehn und zwanzig Prozent aller Patienten vertragen die Nasenmaske nicht. Sie klagen über Klaustrophobie und Erstickungsängste.
- Manche Patienten klagen über Trockenheit in Mund und

Nase, Halsschmerzen, Augenreizungen und Entzündungen im Ohr.

- Das Geräusch der Pumpe beeinträchtigt unter Umständen den Schlafpartner in seiner Ruhe (was durch eine bessere Technologie hoffentlich bald ausgemerzt wird).
- Manche Frauen beschweren sich über eine Störung ihrer zärtlichen Gefühle, wenn sie das Bett mit einem Partner teilen sollen, der mit einer Art Tauchermaske neben ihnen liegt (damit finden sich aber die meisten ab, sobald sich dessen Allgemeinzustand bessert und das Schnarchen aufhört).
- NCPAP bedeutet keine Heilung. Sobald die Pumpe abgesetzt wird, kehren die früheren Symptome zurück.
- Auf Reisen bedeutet das NCPAP-Gerät eine zusätzliche Belastung.

Patienten, welche die Nasenmaske der NCPAP nicht vertragen, macht eine Weiterentwicklung dieses Systems namens BiPAP (Biphasic NCPAP) neue Hoffnung. Dabei handelt es sich um eine kontinuierliche Luftzufuhr in die Nase, die den Druckwiderstand beim Ausatmen herabsetzt, so daß der Patient etwas freier atmen kann. Die BiPAP-Maschine gestattet eine Einstellung auf eine regelmäßige Atemfrequenz, was Patienten zugute kommt, deren Atmung durch Muskelschwäche infolge von Muskelschwund oder -sklerose gestört ist. Außerdem erweist sich BiPAP als ideal für Schnarcher und Apnoiker, die unter Übergewicht leiden.

Prototypen dieses Systems wurden in führenden Schlafstörungskliniken getestet und sind jetzt auf dem Markt erhältlich; wie übrigens seit neuestem auch elektronische Schrittmacher zur Anregung jener Muskel, welche die oberen Luftwege freihalten. Solche Apparate werden ähnlich wie Herzschrittmacher von jenen starken Schnarchgeräuschen und Apnoen in Gang gesetzt, die auf eine plötzliche Verengung der oberen Luftwege folgen.

Die Nasale kontinuierliche Überdruckbeatmung, die heute überall erhältlich ist, spielt eine wertvolle Rolle bei der Behandlung von Schnarchern mit Schlaf-Apnoe, vor allem dann, wenn die exzessive Tagesschläfrigkeit den normalen Lebensablauf stark beeinträchtigt. Natürlich braucht man eine Weile, um sich an das Gerät zu gewöhnen, aber wer sich in Geduld übt, wird im allgemeinen durch eine deutliche Besserung der Symptome belohnt.

Aber die erforderliche Ausdauer kann nicht immer aufgebracht werden. Aus diesem Grund beschäftigen wir uns jetzt einmal mit den operativen Maßnahmen, die dem Leiden des Schnarchers den Garaus machen und ihm zur langersehnten Nachtruhe verhelfen können.

Operative Maßnahmen in der Schnarchtherapie

Es ist in medizinischen Kreisen seit langem bekannt, daß die Ursache für jene Vibrationen, die das Schnarchgeräusch hervorrufen, bei Gaumenzäpfchen und weichem Gaumen zu suchen ist. Frühere Versuche, diese Organe entweder operativ zu entfernen oder durch chemische Injektionen zu versteifen, waren aber nicht sehr erfolgreich. Diese anfänglichen Mißerfolge bestärkten natürlich die Öffentlichkeit in der Meinung, Schnarchen sei ein Schicksal, das man eben ertragen müsse, und bedeuten einen Rückschlag für alle, die sich um operative Verbesserungen bemühten.

Die moderne operative Schnarchbehandlung nahm 1952 ihren Ausgang in Japan, als der Arzt Takenosuke Ikematsu eine junge Frau, deren Ehe unter ihrem extrem lauten Schnarchen litt, dadurch kurierte, daß er einen in ihrem Rachenraum vorhandenen Gewebeüberschuß einfach herausschnitt. Von diesem Erfolg ermutigt, studierte Dr. Ikematsu über dreihundert Schnarchpatienten, führte weitere Operationen durch und berief sich in seinen Artikeln auf eine Erfolgsrate von über achtzig Prozent.

Dr. Ikematsu wandte dabei das Verfahren einer Palatoplastik beziehungsweise partiellen Uvulektomie an, das heißt, er entfernte überschüssiges Gewebe aus dem weichen Gaumen, der hinteren sowie seitlichen Rachenwand und aus dem Zäpfchen.

Auf den Arbeiten dieses begabten Chirurgen baut dann jene Methode auf, die Shiro Fujita 1980 im Henry-Ford-Hospital in Detroit entwickelte. Seine Technik, genannt Uvulopalatopharyngoplastik, kurz UPPP – manche Chirurgen behaupten, sie sei schwieriger auszusprechen als auszuführen –, besteht darin, daß der Rachenraum des Patienten durch Entfernung von Zäpfchen, Mandeln und einem Teil des weichen Gaumens erweitert wird. Dr. Fujitas UPPP ist heute die gebräuchlichste operative Technik gegen starkes Schnarchen und OSA.

Ähnliche operative Methoden, die ebenfalls auf der Arbeit von Dr. Ikematsu basieren, wurden zur gleichen Zeit von F. Blair Simmons an der Stanford-Universität in Kalifornien erprobt. Simmons und Fujita bildeten amerikanische Chirurgen in den UPPP-Techniken aus und publizierten ausführlich über ihre Erfolge. Inzwischen wird in zahlreichen Kursen und Seminaren die UPPP-Technik gelehrt sowie der Versuch unternommen, die diagnostischen Kriterien für die Behandlung und die Erfassung des postoperativen Verlaufs zu standardisieren.

Sicher kann eine einzige Operationsart nicht allen Schnarchern helfen, da ja die Hindernisse an den verschiedensten Stellen in den oberen Luftwegen zu finden sind. Manchmal ist auch mehr als nur eine Operation notwendig. In diesem Fall kann man die Eingriffe auf einmal oder in mehreren Phasen durchführen, je nach dem Ausmaß ihrer Dringlichkeit oder der Auffassung des Chirurgen.

Ziel jedes operativen Eingriffs in den oberen Luftwegen ist die Eliminierung des Schnarchens und im Idealfall auch aller OSA-Symptome, ohne dabei die Sprech-, Atem- und Schluckfähigkeit des Patienten zu beeinträchtigen.

Die Entscheidung für eine operative Maßnahme wird man nicht leichten Herzens treffen. Vorher wäre auf jeden Fall anzuraten:

- eine gründliche ganzheitliche Untersuchung, einschließ-

lich einer Inaugenscheinnahme der oberen Luftwege durch einen HNO-Arzt;
- ein Übernacht-Schlaftest;
- eine gründliche Besprechung mit Ihrem Arzt über alle zur Auswahl stehenden Behandlungsmöglichkeiten;
- der Versuch, die Lebensweise umzustellen (mit Gewichtsreduktion), und die Überlegung, ob nicht auch konservative Maßnahmen (medikamentöse Behandlung, Zungen- oder Zahnregulatoren oder NCPAP) zum gewünschten Erfolg verhelfen könnten.

Falls Sie trotz aller Bemühungen weiterhin unter Schnarchen oder anderen Apnoe-Symptomen wie exzessiver Tagesschläfrigkeit leiden, dann sollten Sie sich mit Ihrem Arzt über operative Maßnahmen unterhalten. Diese Maßnahmen lassen sich – entsprechend dem Gebiet, das sie betreffen – in fünf Kategorien einteilen, die folgende Bereiche betreffen:
- Nasenhöhle (Nasen- und Nasennebenhöhlen),
- Nasen-Rachen-Raum (Nasopharynx = der Raum hinter der Nase),
- Oropharynx (Rachen und Schlund),
- Hypopharynx (Unterkiefer und Zungenbein),
- Luftröhre (Trachea).

Operationen an Nasen- und Nasennebenhöhlen

Operation: Korrektur der Nasenscheidewand (nasale Septoplastik).

Definition: Eingriff zur Verbesserung der nasalen Atemwege durch Korrektur von Knochen und Knorpelgewebe zwischen den beiden Nasenmuscheln.

Indikation: Bei starken Schnarchern, die auf konservative Maßnahmen nicht ansprechen und wo feststeht, daß die Behinderung der Atemwege auf einer Schiefstellung des Nasenbeins beruht.

Postoperativer Verlauf: Wahrscheinlich können Sie noch am selben Tag nach Hause gehen. Der Verband wird bereits

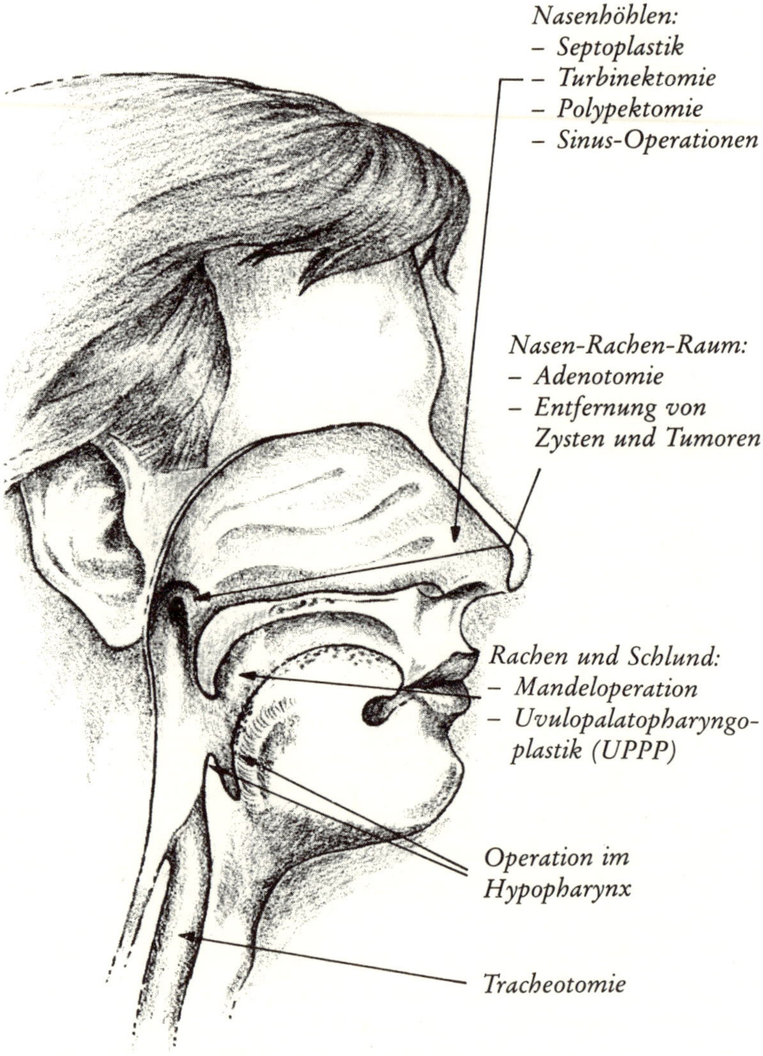

Operative Maßnahmen bei Schnarchen und Schlaf-Apnoe

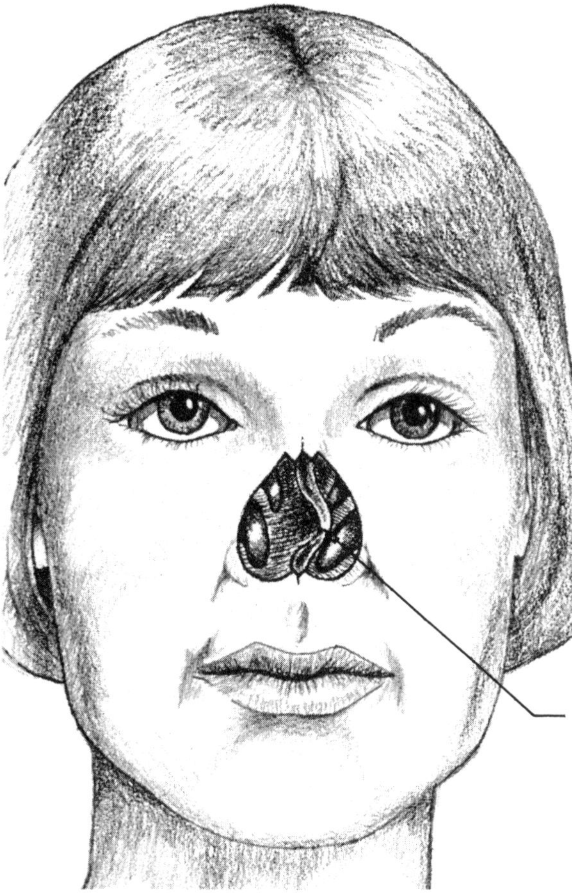

Eine verkrümmte Nasenscheidewand (Septum)

nach einem oder zwei Tagen abgenommen. Etwa eine Woche lang bleibt die Nase verlegt, das normale Leben kann inzwischen aber wieder aufgenommen werden.
Ergebnis: Die operative Korrektur der Nasenscheidewand macht zwar meist die nasalen Atemwege frei, beseitigt aber das Schnarchen nicht immer. Wenn Sie auch danach noch schnarchen, dann deutet das auf ein weiteres Atemhindernis

in Ihren oberen Luftwegen – und macht damit weitere Untersuchungen und wahrscheinlich auch noch einen zweiten Schlaftest notwendig.

Operation: Turbinektomie (Verkleinerung der Muschelknorpel).
Definition: Operative Verkleinerung der möglicherweise durch Allergie oder Infektion vergrößerten Nasenmuschelknorpel an den inneren Nasenwänden.
Indikation: Bei schwerem Schnarchen, das auf chronische Behinderung der Atemwege durch vergrößerte Muschelknorpel zurückgeht,die nicht auf medikamentöse Behandlung reagieren.
Postoperativer Verlauf: Ähnlich wie bei der nasalen Septoplastik, allerdings sind oft häufigere Arztbesuche notwendig, um die Nasenhöhlen reinigen zu lassen.
Ergebnis: Im allgemeinen sehr befriedigend, mit verbesserter Atmung und ruhigerem Schlaf, sobald die Nasenschleimhäute verheilt sind. Aber auch hier kann es zu fortgesetztem Schnarchen kommen, falls die Ursache anderswo liegt.

Operation: Nasale Polypektomie.
Definition: Operative Entfernung von Polypen aus Nase und Nasennebenhöhlen.
Indikation: Die Operation ist dann nötig, wenn das Schnarchen durch Obstruktion in der Nase wegen einer von Polypen hervorgerufenen chronischen Nebenhöhleninfektion entsteht. Diese wäßrigen Schwellungen in den Schleimhäuten von Nase und Nebenhöhlen sind die Folge von Allergie oder Infektionen. Verlegte Nasennebenhöhlen werden meist gleichzeitig behandelt. Dabei beobachtet der Chirurg die Nase durch ein steifes Endoskop (oder Teleskop), entfernt mit einem eigenen chirurgischen Instrument die Polypen aus den Nebenhöhlen und sorgt für Drainage sowie eine Wiederherstellung der Sinusfunktionen. Vor einer Operation empfehlen wir Allergietests und gegebenenfalls

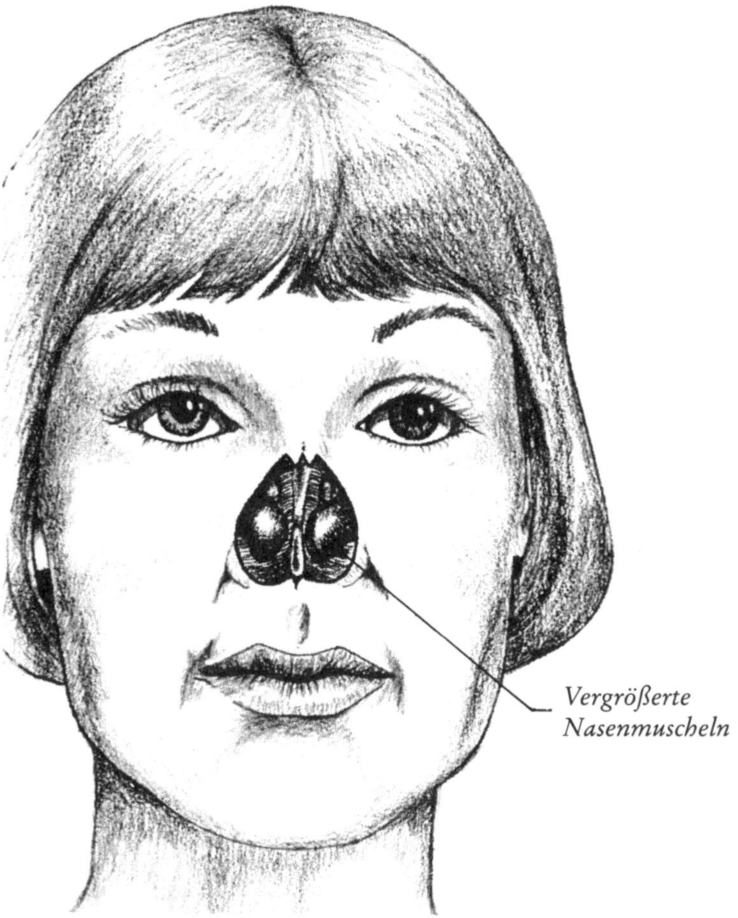

Blockierung der Nase durch vergrößerte Nasenmuscheln

medikamentöse Behandlung – eventuell Injektionen oder Steroid-Nasensprays.

Postoperativer Verlauf: Ähnlich den vorher beschriebenen Eingriffen. Da Nasenpolypen allerdings gern erneut auftreten, wird man Sie zu gelegentlichen Kontrollen bitten, verbunden mit irgendeiner Form von antiallergischer Behandlung.

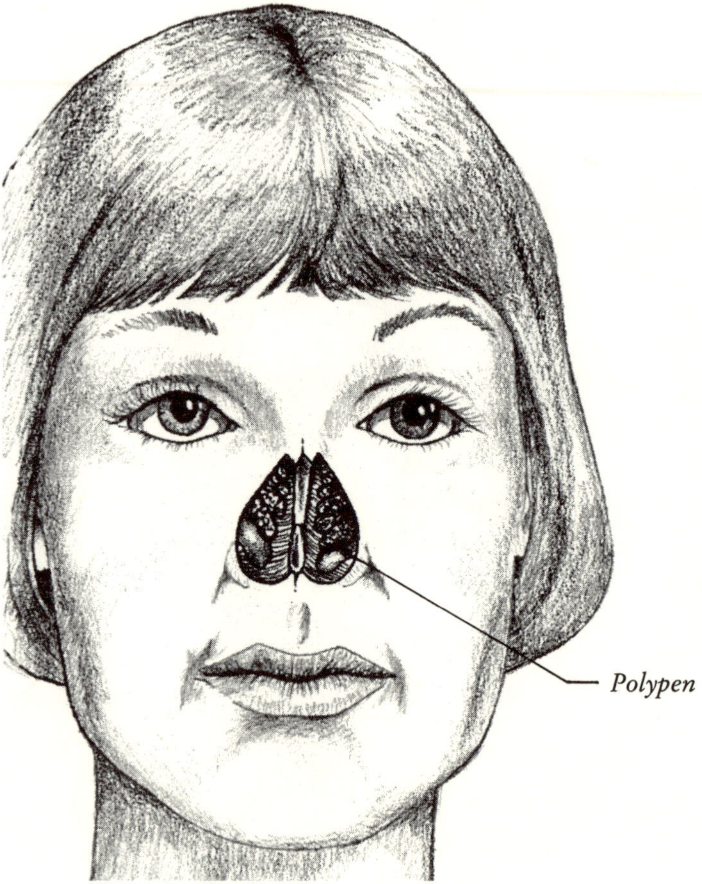

Polypen

Ergebnis: Eine Entfernung der Polypen gestattet dem Patienten im allgemeinen die Rückkehr zu einer normalen Nasenatmung. Falls das Schnarchen wirklich nur durch die Wucherungen entstand, dann ist es bald nach der Operation verschwunden.

Operationen im Nasen-Rachen-Raum (Nasopharynx)
Operation: Adenotomie.
Definition: Operative Entfernung des schwammigen Lymphgewebes hinter der Nase (Rachenmandeln).
Indikation: Adenotomie ist günstig bei Kindern mit starkem Schnarchen und nasalen Obstruktionen, die wegen ihrer vergrößerten Rachenmandeln ständig durch den Mund atmen. Eine Operation zieht man aber erst dann in Betracht, wenn konservative Maßnahmen versagen und andere Ursachen der Atembehinderung, darunter auch Allergien, auszuschließen sind.

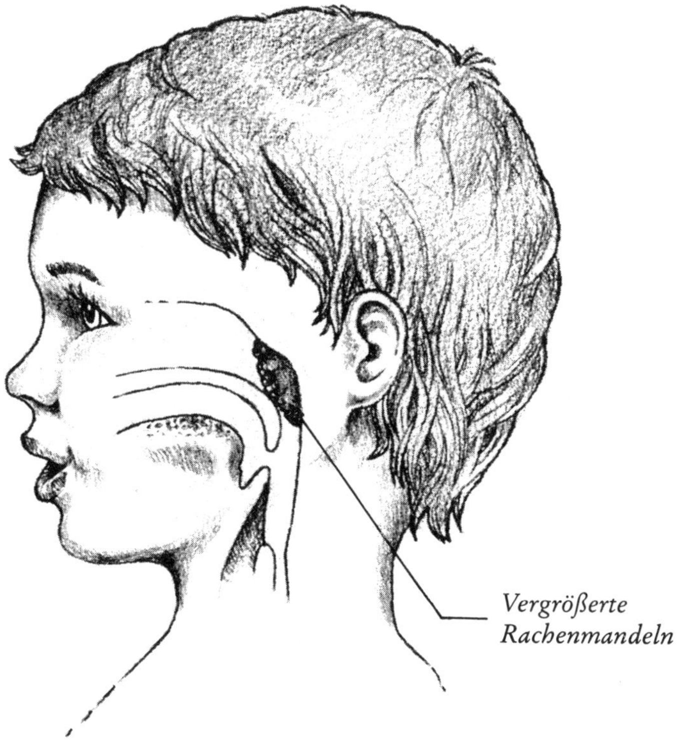

Blockierte postnasale Luftwege vor der Adenotomie

Postoperativer Verlauf: Bis auf ein leichtes Kratzen im Hals ist nachher kaum etwas zu spüren. Das Kind ist nach ein bis zwei Tagen wieder gesund.
Ergebnis: Dieser Eingriff verläuft fast immer erfolgreich. Schon nach wenigen Tagen sind Schnarchen, Mundatmung, nasale Obstruktion und Apnoe vollkommen verschwunden.

Operation: Entfernung von Gewebe im Nasopharynx (Nasen-Rachen-Raum).
Definition: Operative Beseitigung von Polypen, Zysten, Schwellungen.
Indikation: Sobald erwiesen ist, daß das Schnarchen auf eine Obstruktion im Nasen-Rachen-Raum zurückgeht.
Postoperativer Verlauf: Hängt von der Ursache der Schwellung und dem Umfang des Eingriffs ab. Die Erholung tritt meist sehr bald ein, Beschwerden gibt es kaum, meist kann man nach wenigen Tagen wieder ein normales Leben führen.
Ergebnis: Wenn die entfernte Obstruktion die Hauptursache des Schnarchens war, dann ist unmittelbar nach dem Eingriff eine radikale Besserung zu verzeichnen.

Operationen im Oropharynx (Schlund)
Operation: Tonsillektomie (Mandeloperation [bei Kindern]).
Definition: Operative Entfernung der Gaumenmandeln.
Indikation: Vor allem bei stark schnarchenden Kindern, die ständig durch den Mund atmen, häufig erkältet sind und schlecht schlafen – alle diese Symptome können auf vergrößerte Mandeln hinweisen. Die Entfernung der Gaumenmandeln – oft verbunden mit einer Adenotomie, das heißt Entfernung der Rachenmandeln – des Kindes ist nur dann zu empfehlen, wenn konservative Therapien nicht den nötigen Erfolg gebracht haben.
Postoperativer Verlauf: Halsschmerzen bis zu sechs Tagen nach dem Eingriff. Das Kind braucht vielleicht Schmerzpillen, sicher aber viel liebevolle Pflege und die traditionelle Schmerzlinderung durch Eiscreme und Milchmixgetränke.

Ergebnis: Schnarchen und Apnoe verschwinden meist unmittelbar nach dem Eingriff.

Operation: Tonsillektomie (bei Erwachsenen).
Definition: Operative Beseitigung der Gaumenmandeln.
Indikation: Bei Erwachsenen entfernt man die Gaumenmandeln aus den gleichen Gründen wie bei Kindern. Wenn die Ursache des Schnarchens und der obstruktiven Schlaf-Apnoe (OSA) auch noch bei anderen anatomischen Gegebenheiten zu suchen ist, etwa einem verlängerten Gaumenzäpfchen, dann sind wahrscheinlich noch weitere Eingriffe nötig – wobei es sich in den meisten Fällen um eine UPPP (siehe Seite 192) handelt.

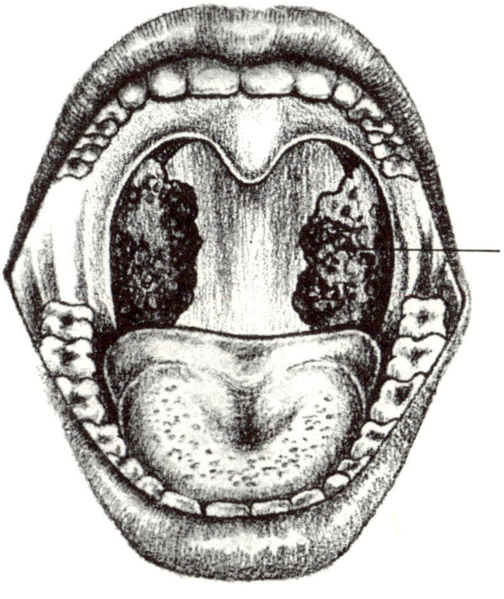

Vergrößerte Gaumenmandeln, die den Atemfluß durch den Rachenraum behindern

Postoperativer Verlauf: Erwachsene erholen sich von diesem Eingriff meist nicht so schnell wie Kinder. Der Rachenraum kann danach noch sieben bis zehn Tage schmerzen; der Patient braucht Ruhe, medikamentöse Behandlung und entsprechende Pflege.
Ergebnis: Bei Erwachsenen wird das Schnarchen durch eine Tonsillektomie oft nicht gemildert, daher nimmt man den nachfolgenden Eingriff oft zur gleichen Zeit vor.

Operation: Uvulopalatopharyngoplastik (UPPP).
Definition: Operative Vergrößerung des Rachenraums. Durch eine Entfernung der Gaumenmandeln – falls noch vorhanden – sowie des Gaumenzäpfchens samt dem Rand des weichen Gaumens erweitert der Chirurg den Atemweg

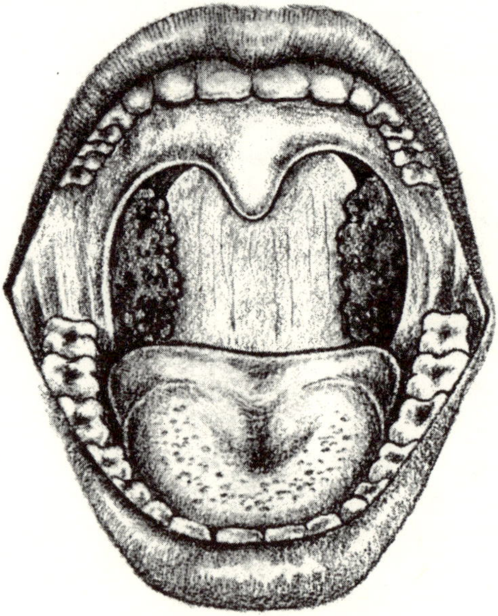

Rachenraum vor einer Uvulopalatopharyngoplastik (UPPP), einer Operation zur Vergrößerung des Rachenraums

und erhöht zugleich die Widerstandsfähigkeit des Schlundraums gegen Kollaps und übermäßige Vibration. Daher hat man diesen Eingriff auch das »Facelifting des Rachens« genannt.

Indikation: Bei schweren Schnarchern mit einem Apnoe-Index (siehe Seite 116) von 15 bis 20 oder mehr und einer Sauerstoffsättigung des Blutes unter 85 Prozent empfehlen die meisten Chirurgen heute diese Operation – falls die bereits angewandten konservativen Methoden nicht das gewünschte Ergebnis gebracht haben. UPPP ist außerdem dann angezeigt, wenn eine Obstruktion im hinteren Rachenraum Apnoe verursacht – unabhängig von deren Schwere – und Sie unter einer daraus resultierenden exzessiven Tagesschläfrigkeit leiden. UPPP für Schnarchen ohne Apnoe kommt nur dann in Frage, wenn der Patient so stark schnarcht, daß seine Beziehung gefährdet ist – das heißt, wenn ein Paar nicht mehr im selben Raum schlafen kann und alle anderen Therapieversuche fehlschlugen.

Postoperativer Verlauf: Patienten mit schwerer Apnoe oder deutlichem Übergewicht brauchen vielleicht vor der UPPP zum Schutz ihrer oberen Luftwege eine vorübergehende Tracheotomie (siehe Seite 175). Aus dem gleichen Grund werden in den ersten Tagen nach der Operation eine Nasale kontinuierliche Überdruckbeatmung (NCPAP; siehe Seite 156) sowie sorgfältige Überwachung empfohlen. Die Patienten klagen mindestens sieben bis zehn Tage lang nach der Operation über Halsschmerzen und müssen mehrere Tage nach deren Abklingen, also bis sie ohne Beschwerden schlucken können, im Krankenhaus bleiben.

Ergebnis: Die Erfolgsquote in bezug auf Milderung oder Eliminierung des Schnarchens beträgt ungefähr 95 Prozent. Dagegen herrscht bei den Experten keine Einigkeit darüber, inwieweit die Kriterien für ein Gelingen der UPPP bei OSA exakt zu bestimmen sind. Bei Apnoikern wird man den Erfolg der Operation daran messen, ob die Apnoen verschwinden, der Blutsauerstoffspiegel wieder normale Werte erreicht und die exzessive Tagesschläfrigkeit zurückgeht. In

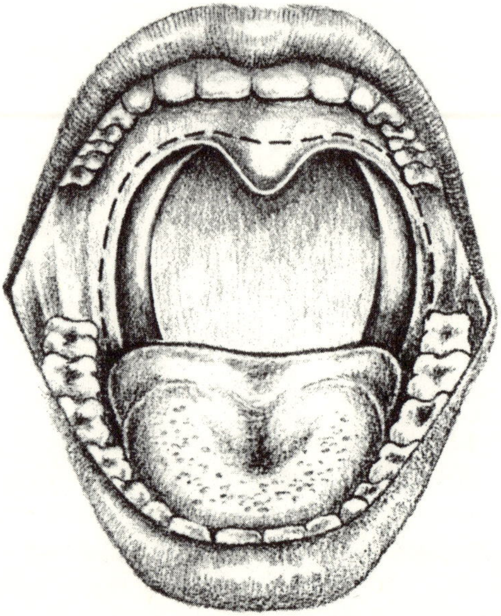

Der Rachen vor einer Uvulopalatopharyngoplastik (UPPP): Die Gaumenmandeln wurden bereits entfernt, die gestrichelte Linie deutet an, wo das Zäpfchen und der Rand des weichen Gaumens beschnitten werden sollen

der ärztlichen Debatte geht es vor allem darum, ob man den Erfolg des Eingriffs nun daran messen soll, ob *alle* Symptome von OSA verschwinden. Zur Klärung dieser Frage empfiehlt sich ein postoperativer Schlaftest.

UPPP hat verschiedene Nebenwirkungen. In manchen Fällen kommt es noch Wochen nach der Operation zu einem Austreten von flüssiger Nahrung durch die Nase sowie zu einem nasalen Stimmklang. Das ist aber fast immer nur vorübergehend und verschwindet zugleich mit den postoperativen Schwellungen.

Wenn Ihr Arzt Ihnen zu einer UPPP rät, dann erkundigen Sie sich, ob Ihre Versicherung für die Kosten aufkommt. Manche Gesellschaften sträuben sich, wenn die Operation nur der Eliminierung des Schnarchens dienen soll.

Operationen im Hypopharynx

Bei manchen Patienten bleiben gewisse OSA-Symptome auch nach einer UPPP bestehen. Die Chirurgen haben die Konsequenzen daraus gezogen und eine Reihe von noch komplexeren operativen Möglichkeiten entwickelt. Diese Operationen werden niemals nur des Schnarchens wegen vorgenommen, sondern wenden sich vielmehr an jene geringe Zahl von Patienten – von denen die meisten ausgesprochene Schwergewichtler sind –, deren Luftweg auch nach der UPPP immer noch blockiert ist, beispielsweise von einem fliehenden Unterkiefer oder einer plumpen Zunge, die in die Rachenhinterwand zurücksinkt. Zu diesen chirurgischen Möglichkeiten gehören unter anderen die partielle Glossotomie (operative Verkleinerung der Zunge) entlang der Mittellinie, die mandibulare Osteotomie mit Hebung des Zungenbeins und Streckung der Zunge (dabei wird die Rachenmuskulatur angehoben und die Zunge neu verlegt) und die kieferchirurgische Verlängerung von Unter- und Oberkiefer.

Diese eher seltenen Eingriffe werden nur von einer Handvoll Spezialisten praktiziert, die mit einigen wenigen Schlafzentren zusammenarbeiten. In Betracht zu ziehen sind derartige Maßnahmen nur in Fällen von schwerster Schlaf-Apnoe, bei denen alle anderen therapeutischen Möglichkeiten versagt haben. Falls Sie selbst tatsächlich dafür in Frage kommen, dann besprechen Sie die Sache eingehendst mit Ihrem Arzt.

Operationen an der Trachea (Luftröhre)

Operation: Tracheotomie.
Definition: Operative Öffnung der Luftröhre (Trachea) zur Entlastung der oberen Luftwege.
Indikation: Bis zu Anfang der achtziger Jahre, also vor der Entwicklung von UPPP (siehe Seite 162) und anderen Eingriffvarianten im Hypopharynx, war die Tracheotomie die allgemein anerkannte und meist auch einzige operative Möglichkeit der Behandlung von schweren OSA-Fällen,

vor allem bei starkem Übergewicht. Heute wird eine Tracheotomie kaum jemals als Erstoperation durchgeführt, und schon gar nicht ausschließlich des Schnarchens wegen – dafür aber als akute Lebensrettung bei schweren Apnoikern mit lebensbedrohenden Herzrhythmusstörungen oder Luftweg-Obstruktionen. Außerdem ist manchmal bei schweren Apnoikern mit deutlichem Übergewicht die Tracheotomie notwendig als Operationsvorbereitung für eine UPPP; das gleiche gilt für verschiedene hypopharyngale Eingriffe.
Postoperativer Verlauf: Die Tracheotomie erfordert intensive postoperative Beobachtung und Pflege. Mögliche Stauungen von Lungensekretionen müssen durch die Trachealkanüle regelmäßig abgesaugt und die eingeatmete Luft künstlich befeuchtet werden, weil ja der natürliche Atemweg umgangen wird.
Ergebnis: Die Tracheotomie beseitigt sofort sämtliche Symptome von OSA. Allerdings bedeutet es schon eine schwere Last für den Patienten, mit einer Kanüle im Rachen zu leben. Wenn man sprechen will, muß man die Kanüle mit der Hand abdecken; die Schleimabsonderung nimmt zu; es gibt eine Tendenz zu Lungeninfektionen, und man darf nie wieder schwimmen. Deshalb neigen die meisten Chirurgen heute zu einer Folgeoperation: Sobald durch die Tracheotomie einmal die oberen Luftwege umgangen wurden, entfernt man die Trachealkanüle, so daß der Patient wieder ein normales Leben führen kann.

Die Entscheidung für eine Operation

Besprechen Sie alle beschriebenen Möglichkeiten, soweit sie für Sie in Frage kommen sollten, eingehend mit Ihrem Arzt, und bedenken Sie, daß alles, was Sie hier gelesen haben, nur eine ganz allgemeine Information darüber sein soll, welche Maßnahmen gegen das Schnarchen und gegen die OSA heute zur Verfügung stehen. Fragen Sie Ihren Arzt nach seinen diesbezüglichen Erfahrungen, nach den genauen Operationsmethoden, möglichen Komplikationen, der Dauer des Krankenhausaufenthalts, der beruflichen Ausfallzeit und allem anderen, was für Sie wichtig ist. Vergewissern Sie sich auch, ob sowohl Operations- als auch Krankenhausaufenthaltskosten von Ihrer Versicherung gedeckt sind.

Jede Operation ist ein schwerwiegender Eingriff. Entscheiden Sie sich erst dann dafür, wenn Sie sich so ausführlich wie möglich über alle Aspekte informiert haben. Die Operation ist wirklich nur dann zu empfehlen, wenn Sie die einzige oder jedenfalls die beste Lösung für Ihr individuelles Problem darstellt – sonst nicht.

Sollten Sie sich aber für einen operativen Eingriff entscheiden, möchte ich Ihnen – um Ihnen die Angst zu nehmen und Erfolgs- und Heilungsaussichten zu verbessern – ein Buch und eine Audiokassette empfehlen: »*Operation ohne Angst* – Wie Sie sich auf eine Operation vorbereiten und danach am besten genesen« von Dr. med. HEINRICH KLAUS (Ariston Verlag, Genf/München 1990/91). Diese »Psychologie der Genesung« wird Ihnen sehr helfen.

Zum Schluß: Auf eine ruhige Nacht!

Ich glaube und hoffe, daß die Lektüre dieses Buches Ihnen die Erkenntnis vermittelt hat, daß Schnarchen kein ewiger Fluch sein muß, der Ihr Leben und Ihre Beziehungen überschattet. Die moderne Medizin hat Behandlungsmöglichkeiten entwickelt, die den Schnarcher vom Schnarchen heilen, sein Leben wieder normal gestalten und seinen Partner glücklich machen können.

Das bedeutet aber nicht, daß das Schnarchen in *allen* Fällen wirklich beseitigt werden kann – dies möchte ich hier ganz klar und offen sagen. Es gibt Fälle, wo ein Patient weiterschnarcht, allen Therapien zum Trotz, aber meistens immerhin sehr viel leiser und infolgedessen ohne jene Störungen und Konflikte, die bis dahin seine mitmenschlichen Beziehungen beeinträchtigten. Ehefrauen dürfen sich ins gemeinsame Schlafzimmer zurückwagen, und Schnarcher können wieder Ehemänner sein …

Es ist mein aufrichtiger Wunsch, daß Sie dank der erfolgreichen Suche nach der geeigneten Therapie neue Kraft für Ihren Tag und erquickende Ruhe für Ihre Nächte finden – ausgedrückt in den Worten von David Frishberg, einem bekannten Songwriter und Jazz-Entertainer:

I don't need no vitamins or tonics
Or hormones off some monkey in the trees
I don't need no high or low colonics
Or jelly from royal honeybees
I got to get me some zzzzs.

I don't want no whiskey or no highballs
I don't need no headaches or d.t.'s
Just dig these satchels underneath my eyeballs
Now if I'm going to get rid of these
I better get me some zzzzs.

G-O-O-O-D NIGHT!

ANHANG

Adressen

Sofern Ihnen Ihr Hausarzt oder der behandelnde HNO-Arzt kein spezielles Schlaflabor empfiehlt, können Sie sich an eine der folgenden Adressen wenden. Sofern eine Behandlung im dortigen Schlaflabor nicht möglich ist, wird man Ihnen sicherlich weiterhelfen:

Dr. med. R. Lund
Zentralkrankenhaus Gauting
Pneumolog. Abteilung/Schlaflabor
Unterbrunner Str. 85
D-W-8035 Gauting

Prof. Dr. med. K. Meier-Ewert
Neurologische Klinik Hephata
Heinrich-Wiegand-Str. 57
D-W-3578 Schwalmstadt-Treysa

PD Dr. med. J. H. Peter
Medizinische Poliklinik der Universität
Baldingerstr. 1
D-W-3550 Marburg

Prof. Dr. med. Wolfgang Pirsig
Klinikum der Universität Ulm
Abt. für HNO-Heilkunde
Prittwitzstr. 43
D-W-7900 Ulm/Donau

Prof. Dr. med. Schultz-Coulon
Chefarzt der HNO-Klinik
Lukaskrankenhaus
Preußenstr. 84
D-W-4040 Neuss 1

In Österreich:

Frau Dr. Bohr
Universitätsklinik für Neurologie
Anfallambulanz, Schlaflabor
Anichstr. 35
A-6020 Innsbruck

Schlaflabor am
Städtischen Krankenhaus Lainz
Wolkersbergerstr. 1
A-1130 Wien

In der Schweiz:

Institut für
Klinische Psychologie
Schlaflabor
Zürichbergstr. 43
CH-8044 Zürich

Erläuterung der Fachausdrücke

Adenoide
Vergrößerung, Wucherung der Rachenmandeln

Adenotomie
Operative Entfernung des schwammartigen lymphatischen Gewebes im Nasen-Rachen-Raum, der vergrößerten Rachenmandeln

Apnoe
Atemstillstand für mehr als 10 Sekunden

Apnoe-Index
(Auch: Atemstörungsindex) Messung des Schweregrads der apnoischen Atmungsunterbrechungen

Arrhythmie
Störung der regelmäßigen Herzschlagfolge

Atonie
Fehlender Muskeltonus, fehlender Spannungszustand eines Gewebes

Azidose
(Auch: Azidämie) Störung des Säure-Basen-Gleichgewichts: Steigerung der sauren Valenzen im Blut, atmungsbedingt infolge von Gasaustauschstörungen

Bradykardie
Langsame Schlagfolge des Herzens

Elektroenzephalographie (EEG)
Aufzeichnung elektrischer Potentialschwankungen des Gehirns (Hirnstromwellen)

Elektrokardiographie (EKG)
Aufzeichnung der bei der Herztätigkeit entstehenden elektrischen Vorgänge als Herzstromkurve (Elektrokardiogramm)

Elektromyographie (EMG)
Aufzeichnung der elektronisch verstärkten Aktionspotentiale der Muskeln durch Ableitung von der Haut oder vom Muskel selbst

Elektrookulographie (EOG)
Aufzeichnung der Augenbewegungen durch Ableitung der Spannungsdifferenzen zwischen vorderem und hinterem Augenpol

Enuresis
Unbeabsichtigtes Harnlassen durch den Verlust der Blasenkontrolle, besonders während des Schlafs (Bettnässen)

Erschlaffbare Luftwege
Weiches Gewebe im oberen Respirationstrakt ohne Stützung durch das Skelett; dazu gehören: weicher Gaumen, Zäpfchen, Mandeln und das umgebende Gewebe, der Zungengrund sowie die Seitenwände des Rachenraumes

Hyperkapnie
Erhöhter Kohlendioxydspiegel im Blut, dadurch respiratorische Azidose möglich

Hypersomnie
Ausgeprägte Müdigkeit oder Schläfrigkeit während der Wachzyklen des Tages; Schlafsucht, abnorm starkes Schlafbedürfnis

Hypertonie
Hochdruckkrankheit, erhöhter Blutdruck, Bluthochdruck

Hypopharynx
Unterer Schlundbereich

Hypopnoe
(Auch: unvollständige Apnoe) Der Atemstrom durch Mund und Nase ist bereits um mehr als die Hälfte für länger als 10 Sekunden reduziert

Hypotonie
Erniedrigung einer Spannung, eines Drucks unter die Norm; z. B. Abnahme des Muskeltonus

Hypoxämie
Herabgesetzter Sauerstoffgehalt im Blut

Hypoxie
Unzureichender Sauerstoffgehalt im Blut

Insomnie
Schwierigkeiten beim Einschlafen und im Schlafzustand zu bleiben; Schlaflosigkeit

Inspirationsdruck
Stärke und Volumen der Einatmung, mittels unter Nase und Mund angebrachter Thermistoren meßbar

Ischämie
Minderdurchblutung, Durchblutungsstörung eines Gewebes durch unzureichende arterielle Blutzufuhr

Kardiologe
Facharzt für Diagnose und Behandlung von Herzerkrankungen

Kephalometrie
Messungen zwischen bestimmten Punkten des Gesichtsschädels, um Hindernisse in den oberen Luftwegen – bedingt durch die anatomische Strukturen von Kopf und Hals – festzustellen oder um künftige Problemstellungen erkennen zu können

Kollabierbarer Teil der Luftwege
siehe unter: erschlaffbare Luftwege

Larynx
Kehlkopf

Mikroerwachen
Sehr kurze, meist nicht bewußt wahrgenommene Schlafunterbrechungen, oft infolge apnoischer Atemstörungen

Muskeltonus
Grad der An- beziehungsweise Entspannung der Muskulatur

Myokard
Muskuläres Herzwandgewebe, Herzmuskel

Myoklonien, nächtliche
Heftige Körperbewegungen im Schlaf als kurze, ruckartige Zuckungen einzelner Muskeln

Narkolepsie
Exzessive Tagesschläfrigkeit (ETS), Schlafzwang am Tage, bedingt durch eine Störung des Zentralnervensystems

Nasenpolyp
Weiche Geschwulst aus Bindegewebe (Fibrom), meist im mittleren oder oberen Nasengang angesiedelt

Nasenpolypektomie
Operative Entfernung der Nasenpolypen

Nasopharyngoskop
Endoskop, Nasenspekulum; Instrument zur Untersuchung des Nasen-Rachen-Raums

Nasopharynx
(Siehe auch: Rhinopharynx) Nasen-Rachen-Raum

Nasenseptoplastik
Operative Korrektur der verbogenen Nasenscheidewand (Septumdeviation)

NCPAP
(Englisch: Nasal continuous positive airway pressure) Nasale kontinuierliche Überdruckbeatmung; überdruckerzeugende Pumpe, die im kollabierbaren Teil der Atemwege (siehe dort) für gleichbleibende Atmung sorgt

Neurologe
Facharzt für Diagnose und Behandlung von Nervenerkrankungen

NREM-Schlaf
(Englisch: Non-rapid eye movement sleep) Schlafphase, die nicht von schnellen Augenbewegungen begleitet ist

Obstruktion
Verschluß, Verstopfung, Verlegung eines Hohlorgans, hier: der Atemwege

OSA
Obstruktive Schlaf-Apnoe; Atemstillstand im Schlaf durch Verlegung in den Atemwegen

Otorhinolaryngologe
Facharzt für Hals-Nasen-Ohren-Heilkunde

Oxymeter
Meßgerät zur Feststellung der Sauerstoffsättigung des Blutes

Palatoplastik
Gaumenplastik: operative, plastische Korrektur des Gaumens; so etwa der Gaumenspalte; auch: partielle Uvulektomie

Palatum
Gaumen

Parasomnie
Schlafstörungen, bedingt durch unnormales Schlafverhalten (Schlafwandeln, Alpträume, Zuckungen)

Pharynx
Rachen, Schlund

Pneumologe
Facharzt für Lungen- und Bronchialheilkunde (auch Pulmologie genannt)

Polysomnogramm
Aufzeichnung der verschiedenen Schlafdaten während einer Übernacht-Schlafstudie: Gehirnströme, Herzrhythmus, Atmung, Muskeltonus, Blutsauerstoffspiegel, Körperbewegungen, Inspirationsdruck

Polysomnograph
Hochempfindliches Gerät, das über Elektroden, Thermistoren und Oxymeter die Schlafdaten während einer Übernacht-Schlafstudie aufzeichnet

Polysomnologe
Facharzt, der sich auf die Aufzeichnung und Auswertung von Schlafstudien spezialisiert hat

Postnasal
Hinter der Nase liegend

REM-Schlaf
(Englisch: Rapid eye movement sleep) Schlafphase, die von schnellen Augenbewegungen gekennzeichnet ist

Respiration
Atmung

Respirationstrakt
Bereich, in dem sich die Atemwege befinden; hier im einzelnen: Nase, Nasennebenhöhlen, Rachen, Schlund und Kehlkopf

Rhinopharyngoskopie
Spiegeluntersuchung des Nasenrachens, meist mit einem Endoskop (siehe auch unter Nasopharyngoskop)

Rhinopharynx
Nasen-Rachen-Raum

Schlafstadien
Einzelne Schlafphasen, die durch unterschiedliche Gehirnstromaktivitäten gekennzeichnet sind (REM- und NREM-Schlaf)

Schlafstörungszentrum
(Auch: Schlaflabor) Medizinische Einrichtung zur Diagnose schlafabhängiger Krankheiten; meistens an eine Klinik angeschlossen

Schlaflatenz
Zeitspanne zwischen dem Gewecktwerden und erneutem Einschlafen (am Tage); der festgestellte Wert dient der Beurteilung der exzessiven Tagesschläfrigkeit (Hypersomnie)

Schlafunterbrechung
Störung des normalen Schlafzyklus; siehe auch: Mikroerwachen

Septum nasi
Nasenscheidewand; Trennwand zwischen der linken und rechten Nasenhöhle

Septumdeviation
Verbiegung der Nasenscheidewand, angeboren oder auch erworben

Sinus
Nasennebenhöhlen; lufterfüllte, mit der Nase in Verbindung stehende Räume, die mit Schleimhaut ausgekleidet sind

Sinusitis
Nasennebenhöhlenentzündung

Syndrom
Gruppe von Symptomen (Krankheitszeichen), die in etwa gleichzeitig auftreten und auf dieselbe Krankheit bezogen sind

Tagesschläfrigkeit, exzessive (ETS)
(Auch: Narkolepsie) Schlafzwang am Tage

Tachykardie
Herzjagen; Beschleunigung der Herzfrequenz auf mehr als 100/Min.

Thermistor
Temperaturempfindliche Elektrode (Sensor), mit der die Stärke der Atemzüge zwischen Mund und Nase gemessen werden kann

Tonsille
Schwammartiges, lymphatisches Gewebe (Organ) in Mandelform auf beiden Seiten des Nasen-Rachen-Raums, hier vor allem: Rachen- und Gaumenmandel

Tonsillektomie
Operative Entfernung der Mandeln

Trachea
Luftröhre

Tracheotomie
Operation zur Öffnung der Luftröhre

Turbinektomie
Operative Verkleinerung der möglicherweise durch Allergie oder Infektion vergrößerten Nasenmuschelknorpel oder -schleimhaut (auch: Konchotomie)

Übernacht-Schlafstudie
Spezialuntersuchung, in der über den Zeitraum einer ganzen Nacht hinweg das Schlafverhalten durch einen Polysomnographen aufgezeichnet und anschließend ausgewertet wird

Uvula
Am hinteren Gaumenrand herabhängendes weiches Gaumenzäpfchen

Uvulektomie
Operative Entfernung des Gaumenzäpfchens

Uvulopalatopharyngoplastik (UPPP)
Operative Erweiterung des Rachenraumes durch Entfernung von Zäpfchen, Mandeln und einem Teil des weichen Gaumens

Vasomotorische Rhinitis
Anschwellen der Nasenmuscheln, ausgelöst durch ein Ungleichgewicht im autonomen Zentralnervensystem, das für die Durchblutung der Nasenschleimhäute zuständig ist

Literaturhinweise

Wolf C. Ebner: *Akupressur hilft sofort!* Schmerzlinderung ohne Medikamente. Ariston Verlag, Genf/München 1989.

David N. F. Fairbanks, Shiro Fujita, Takenosuke Ikematsu: *Snoring and Obstructive Sleep Apnea.* Raven Press, New York 1987.

Prof. Dr. Dr. med. Johannes Huber, Mag. Gerti Senger: *Hormone* – was sie sind und was sie bewirken. Ariston Verlag, Genf/München 1989.

Dr. med. Heinrich Klaus: *Operation ohne Angst* – Wie Sie sich auf eine Operation vorbereiten und danach am besten genesen. Ariston Verlag, Genf/München 1990. – Dazu: 2 Audiokassetten *»Operation ohne Angst / Psychologie der Genesung«*, Ariston Verlag, Genf/München 1991.

Klaus Lemke: *Sägen in der Nacht* – Schnarchen. Stern Nr. 24, 6. Juni 1991.

Eric Meyer (Hrsg.): *Das große Handbuch der Homöopathie* – Ein Ratgeber für die ganze Familie. Ariston Verlag, Genf/München 1990 (2. Auflage).

Susan Perry, Jim Dawson: *Chronobiologie – die innere Uhr Ihres Körpers.* Entdecken und nutzen Sie den eigenen Rhythmus! Ariston Verlag, Genf/München 1991 (2. Auflage).

Prof. Dr. med. Wolfgang Pirsig: *Schnarchen* – Ursachen, Diagnostik, Therapie. Hippokrates Verlag, Stuttgart 1987.

LUDWIG STEINFELD: *Schlafe dich heil!* Wie Sie zu gesundem Schlaf finden. Ariston Verlag, Genf/München 1990 (4. Auflage).

Dr. med. MICHAEL WIEDEMANN: *Der Gesundheit auf der Spur.* Heilung durch die Mikro-Nährstoffe der Orthomolekularmedizin. Ariston Verlag, Genf/München 1991 (2. Auflage).

Quellennachweis

Texte

Seiten 14, 21	Aus: *The Best of Dear Abbey.* Copyright 1981 by Phillips/Von Buren. Abdruck mit freundlicher Genehmigung von Andrews & McMeel. Alle Rechte vorbehalten.
Seite 58	Aus einer 1984 erstellten Studie von David Fairbanks, M. D., *The Laryngoscope,* 1984. 94 1188. 1192, 1986.
Seite 179	Lied von David Frishberg.

Illustrationen

Seiten 8, 9, 20, 62, 65, 67, 147	Leslie Flis.
Seite 14	Fabricant, Noah: »Sound Facts about Snoring.« *Today's Health* (1958): 36: 18.
Seite 15	Karikatur von Peter Steiner. Abdruck mit freundlicher Genehmigung. *Smithsonian* (1983): 14: 174.
Seiten 17, 125, 135	Boulware, Marcus, H.: *Snoring.* New Jersey: American Faculty Press, 1974.
Seite 20	Basiert auf einer Illustration aus: *Hearing in Children,* Seite 7, dritte Auflage, by Jerry

	L. Northern, Ph. D. Baltimore: Williams & Wilkins Co.
Seiten 25, 27, 32	Abdruck mit freundlicher Genehmigung aus: *Reader's Digest* Association, Inc. – Ausgabe September 1966.
Seiten 39–41, 43–45, 49–52, 63, 68, 97–98, 155–156, 158, 164–165, 167–169, 171–172, 174	Jack Crane.
Seite 59	*MAD* Magazine © 1963, 1968, 1957 und 1986 by E. C. Publications, Inc.
Seite 62	Aus einer Materialsammlung von Olsen, Kerry D., M. D.: The Nose and its Impact on Snoring and Obstructive Sleep Apnea. *Snoring and Obstructive Sleep Apnea,* herausgegeben von Fairbanks, David N. F., et al., New York: Raven Press, 1987.
Seite 78	*PEANUTS* Characters: © 1966, 1971, United Features Syndicate, Inc.
Seiten 107, 134, 136	Abdruck mit freundlicher Genehmigung aus Respironics, Inc.
Seiten 109–110	Loughlin, Gerald M., M. D.: Obstructive Sleep Apnea in Older Children. *The Journal of Respiratory Diseases* (October 1982).
Seiten 124, 126–129, 131–132	*Official Gazette,* Washington, D. C.: U. S. Patent and Trademark Office (June 1914).

Seite 136 Mit freundlicher Genehmigung des Emanuel Krankenhauses und Gesundheitszentrums, Portland, Oregon.

Register

Kursiv gesetzte Seitenzahlen verweisen auf Graphiken.

C

D

E

F

G

H

I/J

K

L

T

U

V

W X Y

Z